新型生物医用镁合金的制备与性能

贾红敏　著

中国石化出版社

内 容 提 要

本书系统介绍了生物医用金属材料的发展概况；在正确理解金属材料结构与性能需求关系的基础上，介绍了生物医用镁合金的研究现状、发展瓶颈和改进方向；详细描述了生物医用定向凝固镁合金的制备工艺、结构表征、力学性能、腐蚀降解性能及各向异性等方面的内容；阐明了改性方法和制备条件对材料结构及性能的影响规律，并对新型生物医用镁合金性能进行了综合性评价。

本书可供生物医用金属材料研究工作者，尤其是从事医用镁合金研究工作的科研人员参考，也可作为材料科学与工程、镁合金材料及性能改性等相关专业工程技术人员的参考用书。

图书在版编目（CIP）数据

新型生物医用镁合金的制备与性能 / 贾红敏著．
—北京：中国石化出版社，2020.8
ISBN 978-7-5114-5951-0

Ⅰ．①新… Ⅱ．①贾… Ⅲ．①镁合金-应用-医学-生物材料-制备②镁合金-应用-医学-生物材料-性能
Ⅳ．①R318.08

中国版本图书馆 CIP 数据核字（2020）第 162875 号

中国石化出版社出版发行

地址：北京市东城区安定门外大街 58 号
邮编：100011 电话：（010）57512500
发行部电话：（010）57512575
http://www.sinopec-press.com
E-mail：press@sinopec.com
北京艾普海德印刷有限公司印刷
全国各地新华书店经销

*

710×1000 毫米 16 开本 10.5 印张 205 千字
2020 年 11 月第 1 版 2020 年 11 月第 1 次印刷
定价：62.00 元

前　言

　　人们在运动、工作和生活过程中难免会出现意外骨折等损伤，且人口老龄化问题导致的骨缺损也越来越严重。这种由于事故或者疾病造成的骨折、骨缺损是临床常见病，内固定及骨移植是最常使用的治疗方法。目前临床应用的人工硬组织修复及替换材料主要有医用金属材料、医用生物陶瓷、高分子材料以及由以上几种材料构成的复合材料。由于上述材料在人体内无法自发降解，作为硬组织修复材料，在组织完全愈合后，常常需要二次手术将植入材料取出，这不仅增加了医疗成本，也容易引起并发症，给病人带来更多的痛苦。另外，目前常用的硬组织修复材料的弹性模量与人骨存在较大差异，植入人体后会造成严重的应力遮挡效应，抑制新骨生长，延缓组织愈合。从这个意义上讲，发展具有低弹性模量的可降解组织修复材料是解决上述问题的较好方案。

　　镁合金具有与人骨接近的密度、弹性模量等优点，在生物医用材料领域越来越显示出其优越性。镁合金作为可降解骨植入材料引起了国内外学者的强烈关注，也取得了显著的研究进展。但是，现有研究采用等轴晶镁合金、等轴晶合金中存在的大角度晶界化学活性大，晶界与基体极易形成腐蚀微电偶，加速合金降解速率。且腐蚀在晶界周围发生后会导致晶粒剥落，破坏材料的结构完整性，严重影响合金的力学性能。因此，优化晶界是改善镁合金耐蚀性能的途径之一。

笔者采用定向凝固技术制备镁合金，优化组织形貌，控制晶粒生长取向，在此基础上研究定向凝固镁合金组织演变规律、力学性能、腐蚀性能及各向异性。研究结果为解决生物医用镁合金降解速率过快及力学性能不稳定的应用局限提供新方法，为定向凝固镁合金的生物医用提供理论基础和技术支撑，有助于我国生物医用镁合金的应用和发展，有着较大的理论意义及应用价值。

在研究成果的基础上，笔者著写了《新型生物医用镁合金的制备与性能》，系统介绍了生物医用金属材料的发展概况；在正确理解把握金属材料结构与性能需求关系的基础上，介绍了生物医用镁合金的研究现状、发展瓶颈和改进方向；详细介绍了生物医用定向凝固镁合金的制备工艺、结构表征、力学性能、腐蚀降解性能及各向异性等方面的内容；阐明了改性方法和制备条件对材料结构及性能的影响规律，并对新型生物医用镁合金性能进行了综合性评价。

本书获"西安石油大学优秀学术著作出版基金"以及陕西省自然科学基础计划研究青年项目（NO. 2020JQ-773）的资助。

本书在著写过程中得到了中国科学院金属研究所杨院生研究员的指导和大力支持，对杨院生研究员致以最衷心的感谢。本书在编写过程中，参考了大量国内外有关科技著作和学术论文，在此特向有关作者表示感谢。

由于作者学识和水平有限，疏漏和不妥之处在所难免，敬请读者和同行批评指正。

目　录

1 生物医用镁合金的发展

随着我国人口结构老龄化加速以及临床医疗水平的逐渐提升，老年人的健康和医疗得到了越来越多的重视。此外，意外伤害、运动损伤、血管疾病和先天性缺陷等导致人体组织损伤频繁发生，急需大量的优质医用材料及器件用于骨科固定及修复、心血管支架以及整形外科等方面的治疗。根据国际骨质疏松基金会的调查数据显示，全球骨折发生率高达每3s一例。在英国，骨折发生率每年增加21%，由此产生的医疗费用每年增长20%，超过21亿英镑。在我国，预测到2020年骨折患病量达到164万人，相应的医疗支出约为274.8亿元；预测2050年患病量达到591万人，医疗支出达到5819.7亿元，这表明，生物材料的研究和发展存在极大的临床需求和应用价值。

对于生物医用材料的研究越来越受到关注，世界生物材料市场近几年有了突飞猛进的发展。目前，有临床应用的生物材料包括医用高分子材料、生物陶瓷材料、不锈钢、钴基合金以及钛合金等。然而，医用高分子材料力学强度不足，稳定性差。生物陶瓷材料脆性大，韧性差，断裂风险大。生物金属材料虽能够在生物体内提供足够的支撑和固定作用，但由于生物惰性，长时间保留在生物体内会引发组织炎症，使治疗效果大打折扣。此外，金属材料在生物应力条件下不可避免会产生磨损，释放的毒性离子富集会对生物体产生严重损害，甚至致癌。因此，发展生物相容性良好的可降解生物医用材料是当前生物医用材料发展的趋势。

1.1 生物医用材料

生物医用材料是用于对病变组织或器官进行诊断、治疗或替换，以增进组织或器官功能的材料。研究者将其定义为：与生物体组织或器官接触和作用，但不会引起毒副作用，如细胞畸变和组织排斥，也不会对生物体本身的生理机能产生影响的材料。生物医用材料涉及医学、材料科学、生物化学、物理等多个交叉学科，是研究医疗器械和人工器官的基础。生物材料的发展历程大致经历了三个阶段，见表1-1。

表1-1　生物材料的发展历程

阶段	特点
惰性生物材料阶段	对人体组织具有化学惰性的材料，其物理、机械性能和功能特性与组织相匹配，植入人体后无急性毒性或刺激反应
活性生物材料阶段	通过基体的表面改性设计提高材料的细胞亲和力，无炎症、凝血、组织变异甚至癌变等不良反应
生物功能材料阶段	也称组织工程，以构建细胞和生物材料三维空间复合体为目标，形成的结构是细胞生长代谢的场所，也是新的具有形态和功能的组织或器官的基础

生物医用材料的研究和应用需要满足以下要求：

（1）良好的生物相容性

良好的生物相容性是医用材料首先必须满足的条件，也是材料是否可以进行生物医用的基本评价依据。生物相容性指在特定条件下植入材料在某个应用过程中与宿主发生的反应。生物相容性主要包括组织相容性、血液相容性、免疫系统相容性和力学相容性四个方面。组织相容性是指生物材料植入后能够促进植入部分的组织修复和再生，而不对周围组织产生毒副作用，与此同时，组织器官与材料之间也不会产生腐蚀排斥作用。血液相容性是指生物材料直接与血液接触时不会破坏血液成分，不会引发血栓的形成。免疫系统相容性是指生物材料植入生物体后不影响生物体自身的免疫防御和自稳功能。力学性能相容性是指植入材料在服役时能承受生物体的作用力，且与生物体产生的作用力有较好的匹配，比如弹性模量，生物植入材料的弹性模量要与生物体组织相匹配，避免引发应力遮挡效应，从而影响组织的愈合和生长。

（2）良好的生物稳定性

在服役过程中植入材料本身或材料中的各组分都不能影响生物体内的生理反

3

应，不会对生物体的正常机能产生任何不良影响，主要包括材料在人体生理环境中的组成、结构及生物可降解性、耐磨性与耐生物老化性以及降解产物的生物友好性等性能。

（3）特殊的成形加工性能

各种生物材料要满足临床应用所需器官或缺损部位的形状和尺寸，植入材料必须要有良好的加工性能。经过加工后能够满足植入器件所需的形状和尺寸要求，并且易于加工成形，易于消毒杀菌，且成本适中。

（4）优异的力学性能

植入材料在加工和服役中能够承受一定的作用力，尤其是植入材料的弹性模量与生物体的相应组织要有良好的匹配。此外，生物材料要有足够的强度，易于手术移植。

在科学技术进步和临床需求的驱动下，生物医用材料的研究取得了巨大进展。生物材料的成功应用不仅挽救了大量病人的生命，降低了严重疾病的死亡率，也降低了医疗成本，对现代医疗技术的革新起到了积极的引导作用。生物医用材料在全球范围内都有巨大市场需求，生物材料产品每年的销售额达到1200亿~1500亿美元，并以10%~15%的增长速率逐年增加。目前，我国生物医用材料也进入了高速发展阶段，据研究统计：我国生物医用材料在2008~2010年间增长率高达30%，高于国际市场的22%。根据现阶段的发展情况推测，预计到2020年生物医用材料的年销售额可能达到1355亿元，所占市场份额将提升到22%，如图1-1所示。

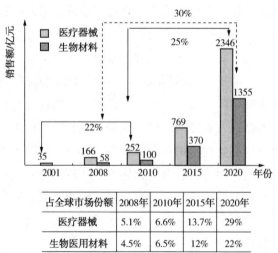

占全球市场份额	2008年	2010年	2015年	2020年
医疗器械	5.1%	6.6%	13.7%	29%
生物医用材料	4.5%	6.5%	12%	22%

图1-1 我国生物医用材料市场和医疗器械的发展预测

目前已有上千种材料用于研究，投入临床应用的也有几十种。研究中对生物医用材料有多种归类方法，其中以材料属性分类，生物医用材料可分为：生物医用金属材料、生物医用高分子材料、生物医用陶瓷材料以及生物医用复合材料。

（1）生物医用金属材料

早在16世纪60年代，Petronius在腭骨修复手术中采用了金制的板材，开创了人体整形术中应用金属基生物材料的新纪元。如今金属材料作为硬组织修复植入材料已有几百年的历史，并在临床上取得了显著的治疗效果。最早在临床上应用是一些贵金属，如Au、Ag、Pt，考虑到成本因素后，Cu、Pb、Fe和钢等生物金属材料也相继使用，但因抗腐蚀能力低、生物相容性差和力学性能不匹配等局限未得到广泛发展。随着近年来冶金熔炼进步和加工工艺发展，不锈钢、钛及钛合金、钴铬合金等金属材料制备的内植入材料在临床上得到了广泛应用。大部分医用金属材料具有良好的力学性能和加工性能，在承力器件中应用最广，如人工器官和外科植入器件等。

（2）生物医用高分子材料

高分子材料在生物医用领域发展最早、应用最广且用量最大，它有天然形成和人工合成两个来源，可以作为人体软、硬组织代替材料及药物控释材料等。近年来，各国对生物医用高分子材料的研究与开发，从人工器官到高效释放高分子药物都取得了许多成果和巨大效益。我国生物医用高分子材料的研究起步较晚，自20世纪70年代末起，北京大学和南开大学从事这一领域的研究。"九五"期间由何炳林与卓仁禧主持的国家自然科学基金重大项目组织大批科研力量进行研究，在此领域取得了显著成绩。2008年中国科学院长春应化所经过多年的不懈努力，制备得到了多种生物医用高分子材料，并在生物学评价和临床应用方面取得了一系列突破进展。医用生物高分子材料的研究具有重要的科学意义和非常巨大的社会经济效益，对于战胜疾病，保障人民身体健康，探究人类生命奥秘具有重大意义。

（3）生物医用陶瓷材料

生物医用陶瓷材料化学性质非常稳定，耐蚀性能良好，近年来研究多且进展快。随着研究的深入和更多临床问题的出现，对材料性能的要求也逐渐提高。早期研究主要考虑材料对生物体内环境的适应性，而现阶段陶瓷材料与组织的适应性以及陶瓷材料能否参与生物体内物质和能量的交换成为研究的重点。生物陶瓷可分为两类：①生物惰性陶瓷，如氧化铝及医用碳素材料等，这类材料强度高，耐磨性及化学稳定性好；②生物活性陶瓷，如磷酸钙陶瓷和生物活性玻璃等。生物活性陶瓷能在生物环境中逐渐降解、吸收，诱发新生组织的生长，进而达到修复或替代人体组织的目的。

(4) 生物医用复合材料

生物医用复合材料是利用不同材料的性能复合而成的新型生物材料，它不仅兼具各单组分材料的性质，还能形成单组分材料不具备的新性能。生物医用复合材料要求组分材料本身必须满足生物相容性要求，而且复合之后也不会出现影响生物体机能的性质，这为仿生医用材料开辟了新的领域。

1.1.1 金属基生物材料

金属材料具有良好的强度和塑性，作为承力部件在骨固定和支架材料中应用广泛，在临床上也取得了显著的应用成效。目前有临床应用的金属材料主要有不锈钢、钴-铬合金、钛及钛合金、医用贵金属等。

(1) 不锈钢

1920 年，304 型不锈钢作为硬组织植入材料开始在临床上应用。1959 年，奥氏体超低碳 316L 型和 317L 型不锈钢由于具有更好的耐蚀性能和力学性能，在硬组织植入和血管支架中取得了广泛的应用。由于 316 型不锈钢中添加 Mo 元素，碳含量低，大大提高了合金在含氯离子环境中抗点蚀能力。近年来，关于高性能医用不锈钢的发展取得了显著进展。2002 年，Fe-21Cr-22Mn-1Mo-1N 不锈钢列入 ASTM 材料标准中(F2229-02)。但合金因长期与人体组织接触，摩擦磨损会释放出 Ni^{2+}、Cr^{3+} 及 Cr^{5+}，易诱发严重炎症和组织病变。另外，不锈钢的高密度、高强度和高弹性模量等力学特性与骨组织力学性能差异较大而导致相容性差，会导致骨疏松或二次骨折。不锈钢植入材料在生物体中产生的一系列问题引起了研究人员和医务工作者的关注，并展开了深入研究，主要从两个方面提高不锈钢植入材料的综合使用性能：①开发新型不锈钢材料，即降低不锈钢中的镍含量，开发医用低镍或无镍型不锈钢；②表面改性，采用等离子处理，离子注入等表面改性方法，改变材料表面化学成分和组织结构，进而提高其硬度、耐磨性及耐腐蚀性。尽管不锈钢的耐蚀性和组织相容性得以改善，但由于其基体性能引起的"应力遮挡"等应用缺陷通过外部手段难以弥补。因此，需要开发其他新型生物金属材料。

(2) 钴-铬合金

钴-铬合金在应用中表现出比不锈钢更好的耐蚀性能和更优的力学性能，作为长期植入材料，在一些承载要求高、磨损严重的环境中使用。目前，F76(铸造

Co-Cr-Mo)和 F562(锻造 Co-Ni-Cr-Mo)合金已经大量的投入临床使用。但是钴基合金的弹性模量过高，且溶解释放一定的致敏性离子，如 Co、Ni、Cr 离子等，都会对植入部位周围的组织器官产生毒副作用，引起组织或细胞炎症，影响植入效果。

（3）钛及钛合金

钛及钛合金具有轻质、高强、无毒、耐腐蚀性强、生物相容性好及 X 射线吸收率低等特征，具有其他材料无法比拟的优势，被认为是最有前途的医用金属材料。20 世纪 50 年代，美国和英国率先把纯钛制备的植入材料用于生物体，证实了纯钛具有良好的生物相容性。到了 60 年代，钛合金作为人体植入材料已经广泛应用于临床外科修复或替换材料。近年来新型研制的 β 型钛合金，其中对人体有害的 V、Al、Ni 及 Cr 等元素逐步被 Nb、Zr、Sn 等无毒元素取代，弹性模量更低，取得了令人瞩目的成绩。中国科学院金属研究所开发的新型低模量 Ti-24Nb-4Zr-7.6Sn 合金具有更优良的力学和生物相容性，可将不稳定相变保留至室温，提高合金的塑性。钛及钛合金与其他金属材料相比，其耐腐蚀性能和生物相容性较好。但如不锈钢及钴-铬合金一样，钛及钛合金的强度和弹性模量较高，在生物体内不可避免地会容易引起"应力遮挡"效应，这将成为医用钛合金材料未来研究中亟须解决的关键问题。

（4）医用贵金属

贵金属金、银、铂及其合金被称为医用贵金属材料。早在公元前 7 世纪，已有金丝固定牙齿的先例。由于具有稳定的物理化学性质，优异的加工性能，医用贵金属作为牙冠、齿托、种植体等广泛应用于齿科修复中。但是贵金属材料价格相对昂贵，使其广泛应用受到限制。目前在临床上，医用贵金属虽有应用，但正逐渐被价格低廉的其他金属材料代替。

如上所述，金属基生物医用材料虽然取得了显著的研究成果，但在多年的研究与临床应用过程中暴露了许多急需解决的共同问题：

① 力学性能相容性问题。常用医用金属材料的弹性模量大，是骨的 10~20 倍。依据参考文献总结了上述生物金属材料的力学性能，见表 1-2。弹性模量较大的金属材料在生物体内会引起应力遮挡，使骨折愈合中骨组织重建和骨构型异常，骨强度降低，从而迟缓愈合。

② 腐蚀问题。上述的生物金属均属于永久性植入材料，不能在生物体内自然降解，只能作为异物存在于生物体中，在组织痊愈后需要二次手术取出，给患者在精神和经济上均带来了很大的压力和负担。

③ 毒性问题。长期存在于生物体内的金属材料，在生理环境中不可避免地产生磨损，金属离子可能会使周围组织产生炎症或毒副作用等不良反应，如不锈钢和钴基合金中的 Co、Cr、Ni 元素会破坏细胞，存在致敏致癌的风险，会影响组织的正常修复和愈合。

④ 界面问题。医用金属材料植入生物体后，其外表面会被一层包囊性纤维包绕，难以与生物体组织形成牢固的结合，这是生物医用金属材料面临的普遍问题。现阶段已列入生物材料标准中的临床应用金属材料存在强度过高，疲劳性能不理想，工艺性能差的问题，不能满足生物医学对材料性能的要求。

表 1-2 常用植入材料的物理性质和力学性能

材料	密度/ （g/cm^3）	弹性模量/ GPa	抗压强度/ MPa	抗拉强度/ MPa	断裂韧性/ $MPa \cdot m^{1/2}$	延伸率/ %	降解性
自然骨	1.7~2	5~20	130~180	30~280	3~6	3~4	—
镁合金	1.74~2	50	65~100	100~400	15~40	2~20	是
钛合金	4.4~4.5	110	758~1117	930~1140	55~115	8~15	否
钴-铬合金	8.3~9.2	220	450~1000	—	—	—	否
不锈钢	7.9~8.1	165~200	170~310	480~620	50~200	30~40	否
生物玻璃	—	35		40~60	—		否
HA	3.05~3.15	70~120	100~900	40~200			是

1.1.2 可降解生物材料

永久性植入材料，不能在生物体内自然作为生物植入材料，如果不能被生物体吸收则会导致慢性炎症，影响植入效果或甚至造成植入治疗失败。可降解生物材料的研究和发展突破了传统观念，它利用材料在生理环境中容易发生腐蚀的特点，实现植入器件逐渐降解直至最终完全消失的临床目的，且降解过程中产物不会对生物体本身产生不利影响。可降解生物植入材料主要有天然降解材料、合成可降解高分子材料以及可降解生物镁合金。

（1）天然可降解材料

动物体内结缔组织中含有大量的胶原，其中Ⅰ型胶原最为丰富，用Ⅰ型胶原制造的新材料在骨再生应用中不发炎，无免疫排斥反应，具有极大的应用优势。例如，藻酸盐是一种海藻的多糖，在创伤治疗及组织工程细胞培养的研究中广泛使用。

（2）合成可降解高分子材料

目前研究中可降解聚乳酸（PLA）、聚羟基乙酸（PGA）以及它们的共聚物（PLGA）在临床上应用最多，常用作药物释放载体。聚乳酸是可生物降解的热塑性聚酯，可以在再生资源的基础上生产，并且这类材料的降解产物为乳酸、CO_2和H_2O，这些产物均为无害的天然小分子，不会对生物体产生不利影响。

20世纪60年代，美国Cyanamid公司发现用聚乳酸做成可吸收的手术缝合线，克服了以往多肽制备的缝合线会引起患者过敏的问题。70年代开始，研究者们合成了具有较高相对分子量的具有旋光性的PLA，并将其用于药物制剂和外科等方面的研究中。80年代之后，为克服PLA单靠相对分子质量及其分布来调节降解速率的局限，着重研究以PLA为主的各类共聚物以及在生物医用工程方面的应用。近年来，主要研制超高相对分子质量的PLA，制备具有特定组成和结构、降解速率可控的PLA及共聚物，致力于发现高效无毒的催化剂以及在抗癌化疗用药、多肽、疫苗制剂的应用。目前已经实用化的聚乳酸材料产品有缝合线、骨折内固定材料、组织缺损修复材料和药物缓释性载体。然而，可降解高分子材料机械性能差，严重限制了聚合物材料在承载和组织支持方面的应用。其次，聚合物材料的射线可透性差，会降低植入器件的准确性以及后续临床治疗效果的检测。

（3）可降解生物镁合金

与传统医用金属材料和可降解高分子材料相比，可降解生物镁合金具有以下优点：

① 优异的力学性能。镁与镁合金的密度为$1.74 \sim 2.0 g/cm^3$，与人骨密度（$1.75 g/cm^3$）十分接近。其次，镁及镁合金的弹性模量约为45GPa，与钛合金（100GPa）、不锈钢（189~205GPa）、钴基合金（230GPa）相比更接近人骨的弹性模量（20GPa），能显著降低应力遮挡效应。此外，镁及镁合金有较高的比强度和比刚度，纯镁的比强度为$133 GPa/（g/cm^3）$，高强镁合金的比强度能达到$480 GPa/（g/cm^3）$。因此，镁及镁合金能够很好地满足生物植入材料对于金属材料力学性能的要求。

② 可降解性。传统硬组织材料在生物体内服役结束之后需要再次手术将其取出，患者需要再次经历手术的痛苦。镁的标准电极电位低，且表面氧化膜疏松不致密，在含氯离子的生理环境中极容易发生腐蚀降解，在生物体内会随着组织愈合逐渐降解吸收，无须二次手术取出。

③ 良好的生物相容性。Mg是人体必需的微量元素之一，细胞内含量仅次于K。

镁在人体内含量丰富，在骨骼中含 53%，肌肉中大约含 27%，软组织大约含 19%，红细胞中含 0.5%，血清中大约含 0.3%。成年人血液中镁浓度为 0.8 ~ 1.1mmol/L，大部分以 Mg^{2+} 形成存在。镁元素缺乏会造成人体心律失常、缺血性心脏病、心血管疾病等。同时，Mg 具有良好的生物功能：作为酶的辅助因子，Mg 几乎参与人体内所有的新陈代谢过程；与骨骼代谢相关，能够促进骨细胞形成，加速骨组织愈合。此外，Mg 是影响 K、Na、Ca 离子在细胞内外移动的重要通道，并有维持生物膜电位的作用。图 1-2 显示了人体中 Mg 吸收及排泄的动态过程，血浆中的 Mg 浓度会通过肾小球和肾小管的过滤及再吸收进行代谢调节：若肠胃吸收的 Mg 量增加，肾小管的再吸收就会减少，排泄量增加，从而使血浆中的 Mg 浓度保持一定水平。因此，镁作为可降解生物植入材料具有良好的生物安全性基础。

④ 镁资源丰富，价格低廉。我国是镁储量大国，约占世界储量的 70%，为医用镁合金的研究和发展提供了材料基础和保障。另外，镁合金、TC4 钛合金和聚乳酸类可降解高分子材料的市场价分别为 40 元/kg、125 元/kg 和 30000 元/kg，镁合金价格低廉，作为植入材料的成本大幅度降低，具有极大的经济优势和发展前景。

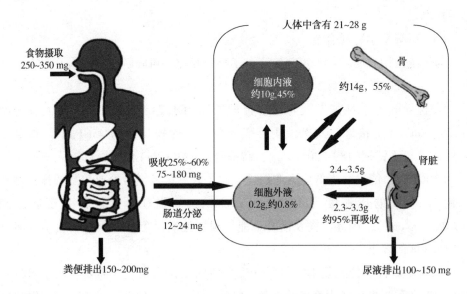

图 1-2 人体内 Mg 的吸收及排泄的平衡分布图

1.2 可降解生物镁合金

1.2.1 生物医用镁合金的早期研究

鉴于镁是所有金属材料中生物力学性能与人体骨组织是最接近的,具有理想的生物力学相容性,镁及镁合金作为骨科内植入材料方面的应用很早就被尝试。另外,早在 1859 年,研究者就已经发现在有机体中存在一定浓度的 Mg^{2+},该研究持续到 1926 年,证明了 Mg^{2+} 是人体或动物体内必需的营养元素。

镁合金的生物医用最早是 1878 年,Huse 使用纯镁线进行血管缝合,首次观察到金属在人体内可以腐蚀降解的现象。1900 年,Payr 采用高纯镁箭治疗 14 岁患者下颌处的皮下血管瘤,如图 1-3(a)所示,术后 1 天发现肿瘤组织变得致密,术后 8 天触摸不到镁箭,大块的血管瘤海绵组织逐渐转变为致密的小瘤,治疗过程中未发生气体栓塞。之后 Wilflingseder 重复了 Payr 的实验,图 1-3(b)是成功治愈的一位出生 3 个月小孩的面部、喉部和肩部的血管瘤。1907 年,Lambotte 首次将金属镁应用到骨组织生物领域中,在下肢骨折部分采用纯镁和钢钉固定,但

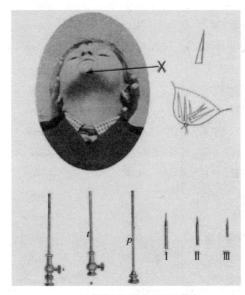
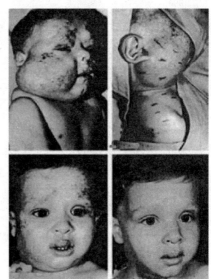

(a) 镁箭用于治疗皮下血管瘤　　(b) 镁箭用于3月大婴儿面部、喉部及
　　　　　　　　　　　　　　　　　肩部的血管瘤治疗

图 1-3　镁合金的生物医用

发现在皮下产生了大量的气泡，并且在手术植入 8 天后镁板被分解。自 20 世纪初，Payr、Lambotte 和 Verbrugge 等人尝试将纯镁作为骨折固定材料，但由于纯镁在生物体内腐蚀过快且产生大量气泡导致手术失败。1913 年 Groves 的研究指出：由于镁植入材料降解速率太快，在动物体内很难对骨折起到固定和支撑作用。1938 年，McBride 采用 Mg-Mn 合金和 Mg-Al-Mn 合金的螺丝钉、夹板和带箍等治疗骨折，与之前研究结果相同，镁合金腐蚀速率过快，在组织未愈合前就已经完全降解，但研究中发现镁对骨膜形成和骨沉积硬化有积极作用。1944 年，Troiskii 等采用镁合金制备了接骨板和骨钉，并进行了 34 例人骨修复试验，其中 9 例因为感染或因石膏限制肿囊的处理而宣告植入失败，但在所有病人的血清中均未发现镁含量升高，且炎症轻微，术后 6~8 周，大部分植入材料仍能保持力学性能的完整性，10~12 周后植入材料被完全吸收。镁及镁合金的早期生物医用研究结果见表 1-3。

表 1-3　生物医用镁及镁合金早期研究结果

年份	材料	应用	研究对象	作者
1878	纯镁	血管缝合线	人体	Huse
1892	高纯镁	骨钉	人体	Payr
1900	高纯镁	镁箭	人体	Payr
1905	高纯镁	血管支架	兔子	Payr
1906~1932	纯镁	骨板、螺钉	人体、兔子	Lambotte
1910~1913	镁	结扎夹	狗	Lespinasses
1913	镁	骨钉	兔子	Groves
1917	纯镁	结扎夹	狗	Andrews
1938	Mg-3Mn	骨板、骨钉等	人体、狗	McBride
1940	镁	缝合	人体、兔子	Maier
1944	镁合金	接骨板，镁钉	人体	Troiskii
1951	Mg-2Al	动脉瘤治疗	狗	Stone
1975	Mg-1.5Mn	缝合	狗	Fontenier
1980	Mg-2Al	血管缝合线	老鼠	Wexler
1981	纯镁	血管瘤治疗	老鼠、兔子	Hussl
1981	纯镁	血管瘤治疗	人体	Wilflingeder

这些早期的应用研究案例说明，镁及镁合金对生物体没有毒副作用，能够促进骨组织的愈合，具有良好的生物相容性。但是由于镁的电极电位较低，在与其他金属材料接触时镁会被优先腐蚀，并且受限于当时的熔炼工艺及加工技术，镁

及镁合金中 Cu、Fe 及 Cl 等杂质元素的含量高，致使早前镁合金植入材料降解速率过快，降解时间只能维持骨折痊愈时间的 1/3～1/4，在组织还没有愈合时植入材料就失去了固定和保护作用。并且过快的腐蚀速率会使皮下组织中产生过量的氢气，形成气泡，形成植入材料的治疗效果。因此，从 20 世纪 40 年代后期开始，随着不锈钢在骨折治疗领域的成功应用，镁及镁合金作为生物植入材料的研究基本被搁置。

1.2.2　现阶段镁合金的生物应用

20 世纪 90 年代开始，人体可吸收生物材料聚乳酸（PLLA）的应用研究非常盛行，但由于其强度不够而应用受限。此外，与金属植入材料相比，PLLA 植入材料更厚，用于狭窄患处时存在传输性问题。因此，对于具有体内可降解性，且可承受载荷的生物金属植入材料的需求越来越大。随着镁合金制备工艺的发展，新的铸造及锻压等成型技术的出现，以及在控制镁合金杂质控制、组分调控、耐蚀性能和力学性能等方面取得了重大的研究进展，镁及镁合金作为生物可降解医用材料又引起了研究工作者的广泛关注。近年来，生物医用镁合金的研究取得了巨大的进展和成功。目前，镁及镁合金作为生物医用可降解材料的研究主要集中在以下几个方面：

（1）骨固定材料

目前实验涉及的骨固定材料主要有合金棒、金属板条和螺钉，对此已有大量的研究报道。在合金选择方面，近年来一些商用镁合金被用于骨固定材料进行研究，如 AZ31、AZ91、WE43 及 LAE442 合金等。德国 Hannover 大学的 Witte 教授等人，以可降解聚乳酸作为参照，对比研究了这四种合金植入小白鼠体内 6～18周后的降解情况以及不同合金对植入部位骨组织的影响。结果显示：不同镁合金在小鼠体内的降解速率存在明显差异；但与可降解聚乳酸相比，在与骨组织接触的镁合金腐蚀层中均有具有生物活性的磷酸钙沉积，如图 1-4 所示。

Boo 等报道了 20 例利用 Mg-Al-Mn 合金骨钉、骨螺纹钉、接骨板治疗骨质和骨移植的病例。在植入过程中没有炎症或其他不良反应的发生，同时通过对骨膜组织的观察发现不同镁合金植入材料对骨的生长均有积极意义。Denkena 等人将 AZ91 合金骨钉植入到动物体内，并对其力学性能和降解性能进行评估，证实镁离子可以促进骨细胞生长。Erdmann 等分别将 Mg-0.8Ca 合金和 316L 不锈钢植入到家兔的胫骨，三周后观察到 Mg-0.8Ca 合金骨钉的表面有钙磷沉积层形成。张二林等人对 Mg-Mn、Mg-Mn-Zn 及 WE43 合金分别进行动物实验，也证实镁

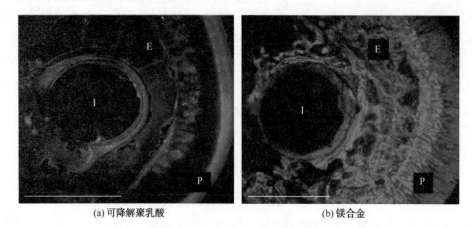

(a) 可降解聚乳酸　　　　　　　　　　　　　　(b) 镁合金

图 1-4　可降解聚乳酸与镁合金动物体内植入 18 周后的荧光分析图片

I—植入件残余；P—骨膜骨形成；E—骨内膜骨形成

合金具有良好的骨诱导能力，并且腐蚀产物对降解速率有一定的抑制作用。2013年，德国 Syntellix AG 公司开发的 MAGNEZIX 可降解镁合金压缩螺钉成为世界上第一个获得 CE 认证的骨科产品，如图 1-5(a) 所示。此外，ZE21、MgCa0.8、ZEK100 及 LAE442 合金的医用器件也逐步开展了临床研究和动物实验，包括骨板、骨钉、缝合线以及微型夹，如图 1-5(b) ~ (d) 所示。

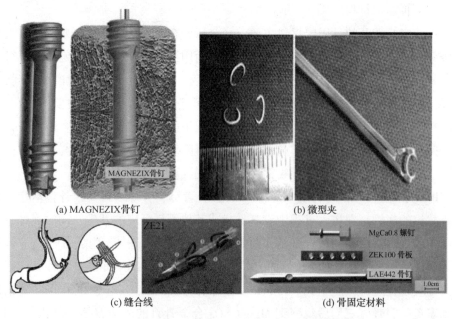

(a) MAGNEZIX骨钉　　　　　　　　　　　　(b) 微型夹

(c) 缝合线　　　　　　　　　　　　　(d) 骨固定材料

图 1-5　可降解镁合金植入材料的实际或可能应用

（2）血管支架

血管支架是用于治疗血管疾病的植入器械。可降解镁合金心血管支架要求植入材料在初期对病变血管起支撑作用，以便血液能在血管中顺畅流通。植入支架可缓慢腐蚀降解直至完全消失，从而避免长期存留在血管壁内的支架对血管壁的刺激。Tamai 开创了完全可降解支架(PLLA)在临床上应用的先河。近年来解放军总医院放射科与清华大学材料科学与工程系合作，采用生无可降解材料 PLLA 制成一种可完全降解的新型血管内支架，并对其物理、力学性能及生物相容性进行了动物实验研究和评估。Heublein 等将 20 个 AE21 镁合金支架植入到 11 头猪冠状动脉中，研究结果指出所有被植入动物均未发现血栓形成和心肌梗死症状，表明该合金具有良好的力学性能和生物相容性，可以作为生物材料使用。世界上第一个镁合金支架是由德国 BIOTRONIK 公司采用激光雕刻技术对 WE43 镁合金进行加工而成，称为 DREAMS，如图 1-6 所示。2013 年该公司报道了镁合金冠脉药物洗脱支架临床研究成果，Nature 子刊给予高度评价，指出"可吸收支架的梦想变成现实"。该支架用于狭窄闭塞段血管，经球囊扩张后对管壁起机械支撑作用，以达到扩张管道的目的，待受损血管重建过程完成后，支架以一定的速率在体内降解直至完全消失，一般需 6~12 个月。

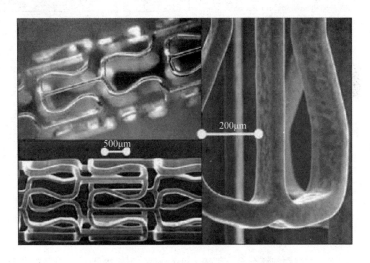

图 1-6　Biotrinik 公司生产的管状球囊扩张镁合金支架

Loos 等对比研究了 316L 不锈钢和一种稀土镁合金血管支架植入猪的冠状动脉后的情况，经 28 天植入后观察到内皮化，镁合金支架新生的内膜厚度比 316L 不锈钢的薄，同时血管内腔的横截面积比 316L 不锈钢更大，表现出比不锈钢更好的特性，如图 1-7 所示。植入 56 天后发现镁合金的冠状动脉有新的内膜生成，且在使用过程中没有引起应力集中。

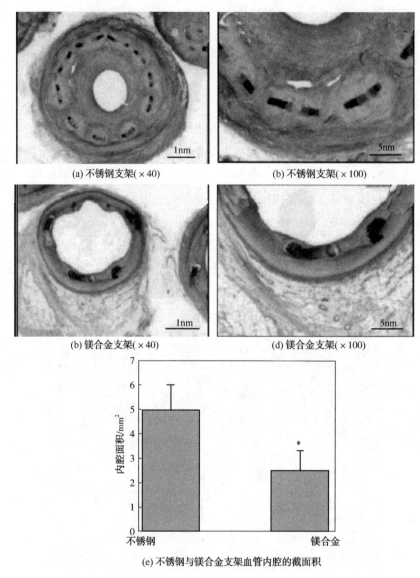

(a) 不锈钢支架(×40)
(b) 不锈钢支架(×100)
(b) 镁合金支架(×40)
(d) 镁合金支架(×100)

(e) 不锈钢与镁合金支架血管内腔的截面积

图 1-7　不锈钢与镁合金支架植入小猪冠状动脉 28 天后的截面染色图

现阶段，镁合金在血管支架方面的应用已经从动物实验进展到人体临床试验阶段。Zaetner 等首次报道了镁合金血管支架在人体内的成功应用，研究中将直径 3mm，长 10mm 的 AZ91 镁合金血管支架植入到一个 6 周大的女婴体内，成功治愈了患者的左肺动脉堵塞，在植入 AZ91 合金支架 4 个月之后，镁合金血管支架能够完全降解，并且在降解过程中患者没有出现炎症等任何生理上的不适。同样地，Erbel 也开展了临床研究，将 71 个 DREAMS 药物洗脱支架(图 1-6)植入到 63 例病人的管状动脉，结果表明器官狭窄率由原来的 61.5% 降低至 12.6%，治疗效果非常显著。

（3）多孔骨修复支架

常见的骨质疏松，骨瘤病变切除等都会造成骨质的大量流失，需要植入适当的骨填充材料，以促进骨组织的快速再生。多孔生物材料由于具有很多优异的特性，引起了生物材料工作者们极大的研究兴趣。多孔生物材料制备的植入材料植入体内后，能使纤维组织和骨组织长入到材料的空隙中，形成三维的交叉结构。常用于多孔骨组织工程支架的生物材料有生物陶瓷和聚乳酸等材料，但这些材料的力学性能不满足使用要求。多孔镁合金作为一种可降解的生物材料，除了能提供满足要求的力学性能，还能为组织和细胞的生长提供三维空间，有利于生物体内营养物质和新陈代谢产物的交换和运输。Wen 等人通过粉末冶金的方法制备了多孔生物镁，通过实验测定孔隙率在 35%，孔洞大小为 $70\mu m$，接近人体疏松骨，是一种有潜在前途的生物硬组织替代材料。沈剑等同样采用粉末冶金法制备了孔隙率在 20%~55% 范围内的多孔镁合金支架，并对其进行系统的力学性能研究，结果指出，该多孔镁合金支架的压缩强度、弹性模量及抗弯强度都能够满足骨植入材料的要求。如图 1-8 所示为多孔 AZ91D 镁合金骨修复支架，其植入目标是代替受损骨骼，修复支架在体内逐渐降解的同时能引导骨组织细胞的生长，最终实现骨组织的再生。针对多孔 AZ91D 镁合金骨修复支架进一步开展动物实验，研究结果表明，AZ91D 合金修复支架在降解过程中不会对周围骨组织造成有害影响，且植入材料周围的骨组织细胞有显著的增殖。

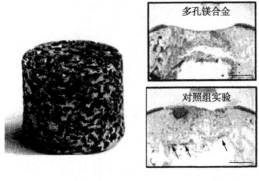

图 1-8　AZ91D 制备的多孔骨修复材料

上述研究表明，制备多孔镁合金材料的可行性及其作为硬组织材料的优势，但多孔镁合金的制备工艺不稳定，材料在力学性能及降解速率控制等方面均有较多问题待解决。

（4）其他应用

镁及镁合金具有良好的骨结合能力及生物活性，在口腔种植体方面具有良好的应用前景，可作为嵌体、修复及可摘局部义齿支架材料。

1.2.3 镁合金作为生物医用材料存在的问题

镁及镁合金由于其良好的生物相容性，与人体骨组织相匹配的力学性能及可自发降解等优势，在可降解生物医用材料领域存在极大的应用前景。镁及镁合金作为可降解硬组织修复材料植入人体后，需要至少稳定存在 3 个月以上的时间，让受损组织有充分的时间进行生长愈合。但镁的标准电极电位较低，化学性质十分活泼，腐蚀过程中材料表面生成的氧化膜不能对基体起到较好的保护作用。因此，降解速率过来是限制镁合金生物医用的主要问题。另外，降解过程中会释放 Mg^{2+}、H_2 和 OH^-。人体对 H_2 和 OH^- 有一定的调节功能，少量的 H_2 和 OH^- 会随着新陈代谢逐步被人体吸收和排泄。但是过量的 H_2 和 OH^- 在短时间内形成氢气聚集，会在皮下形成气泡，引起炎症和植入体松动，造成早期植入失败的原因。此外，大量的 OH^- 则会改变周围组织的 pH 值，使人体产生碱中毒。腐蚀过快导致其力学性能降低，失去原有的支撑作用，严重制约了生物医用镁合金植入材料的临床应用。因此，提高镁及镁合金的耐蚀性能，控制镁合金植入材料的降解速率，维持镁合金植入材料在降解过程中具有较好的力学强度，是镁合金作为生物医用材料的一个首要目标。

1.2.4 生物医用镁合金性能

对于可降解的骨内固定生物材料，在生物体中不仅要受到生物体液的腐蚀破坏，也要承受一定的应力载荷。理想的可降解植入材料应该是腐蚀速率可控，力学性能可以支持组织的修复，并且会随着组织的不断愈合而逐渐较小，最终被生物体完全吸收或随着新陈代谢过程排出体外。上海交通大学丁文江院士课题组经过大量的实验研究提出了镁合金作为骨科可降解材料的力学性能与新骨相匹配的理想设计，如图 1-9 所示。此外，Erin 学者也通过大量的研究证实了生物金属材料需要满足如下的性能要求，即在金属植入材料 37℃的模拟体液中降解速率要小于 $0.2 mL/(cm^2 \cdot d)$，抗拉强度要高于 200MPa，延伸率不小于 10%。因此，

18

作为生物医用金属材料，镁及镁合金在控制腐蚀性能的同时也需具有良好的力学性能才能满足植入要求。

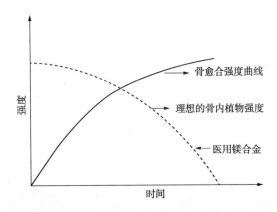

图1-9　新骨与镁合金植入材料力学性能相匹配的理想设计

1.2.4.1　生物医用镁合金强化机制

（1）固溶强化

固溶强化是由溶质原子与位错的交互作用引起的，当固溶体合金发生塑性变形时，位错运动改变了溶质原子在固溶体结构中的短程有序或偏聚的存在状态，从而引起系统能量升高，滑移变形阻力增加，进而引起合金强度的增加。目前，关于合金元素对镁合金固溶强化的研究主要集中在 Zn、Al、Sn 及稀土等常用合金化元素。Caceres 等人研究了 Zn 和 Al 元素对镁的固溶强化作用，在镁中加入 1%（体积）的 Zn 和 Al，基体的硬度分别提高 $3.3kg/mm^2$ 和 $9kg/mm^2$。Hort 等研究了 Mg-RE 二元合金，通过组织以及力学性能研究，认为稀土元素 Gd 能够用来设计满足生物体需要的可降解镁合金，主要原因在于 Gd 元素在镁合金中有很大的溶解度，在合金中具有很好的固溶强化效果和可热处理性。

（2）细晶强化

镁合金中晶界能够阻碍合金在塑性变形中的位错运动和孪生扩展，从而造成合金强度的变化。Hall-Petch 关系描述了金属的屈服强度（σ_s）与平均晶粒直径（d）的关系：

$$\sigma_s = \sigma_0 + kd^{-1/2} \tag{1-1}$$

式中　σ_0——常数，反映晶粒对变形的阻力；

　　　k——Hall-Petch 常数，表征晶界对变形的影响，其值的大小与晶界结构有关。

细晶强化是镁合金常用的强化方法，该强化机制的优势在于，合金力学性能

19

提高的同时也伴随着韧性的改善。研究指出，在镁合金晶粒尺寸小于 $10\mu m$ 时，晶界强化对合金力学性能的改善更为明显。孟宪宝等人的研究表明稀土元素 Nd 添加到 ZM6 合金中时能显著减小晶粒尺寸，提高合金的强度。Zhang 等研究了 Ca 元素对镁合金力学性能的影响，结果表明 Ca 元素含量控制在 0.5% 以内时，随着 Ca 元素的增加合金的晶粒尺寸逐渐减小，合金的屈服强度增加。Homma 研究了 Zr 元素含量对挤压态 Mg-6Zn-0.2Ca 合金力学性能的影响，在添加 0.8% Zr 时，晶粒细化明显，如图 1-10 所示。添加 Zr 元素后，合金的屈服强度由 148MPa 增加到 310MPa，抗拉强度由 275MPa 增加至 357MPa，合金力学性能明显得以改善。

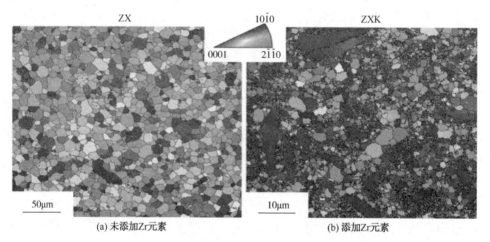

(a) 未添加Zr元素 (b) 添加Zr元素

图 1-10 挤压态 Mg-6Zn-0.2Ca 合金添加 Zr 元素前后的组织形貌图

（3）析出强化

当镁合金中合金元素在基体中的固溶度随温度降低而减小，在低温热处理过程中就会脱溶形成析出相。若析出相以细小弥散的微粒均匀分布在基体中时会产生显著的强化效果。析出相性质不同，产生强化的机理也有所差异。如果析出相为可变形粒子，位错将切过析出相并使之随着基体一起变形，该过程会引起体系能量升高，从而提高合金的强度。如果析出相为不可变形的坚硬粒子，当运动位错受到析出相的阻挡时，位错将以"Orowan 机制"绕过粒子，并在粒子周围留下位错环，使随后的位错运动更加困难，从而显著提高合金的强度。在镁合金中主要通过人工时效（T5）和固溶+人工时效（T6）来实现析出强化。朱绍珍系统研究了不同热处理工艺对挤压态 ZA81M 合金微观组织和拉伸性能的影响，图 1-11 为挤压态 ZA81M 合金经不同热处理后的微观组织的透射电镜照片。从图中可以看出，与固溶+单级时效处理后合金中的析出相相比，固溶+双级时效处理后组织中析出相的密度更高、尺寸更细小。图 1-12 为不同热处理后 ZA81M 合金典型的拉伸曲线，可以看出由于析出相尺寸及密度的影响，固溶+双级时效处理后合金的抗拉强度更高。

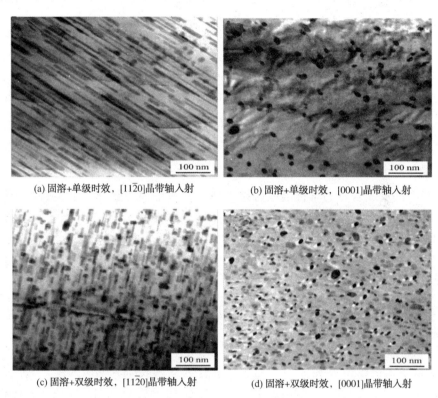

(a) 固溶+单级时效，[11$\bar{2}$0]晶带轴入射

(b) 固溶+单级时效，[0001]晶带轴入射

(c) 固溶+双级时效，[11$\bar{2}$0]晶带轴入射

(d) 固溶+双级时效，[0001]晶带轴入射

图 1-11　挤压态 ZA81M 合金经不同热处理工艺处理后透射形貌

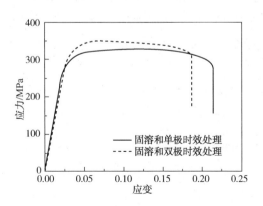

图 1-12　挤压态 ZA81M 合金经不同热处理后的拉伸曲线

(4) 形变强化

镁合金在塑性变形过程中强度和硬度会随着变形程度的增加而提高，从而产生形变强化。形变强化与位错运动及位错交互作用有关。随着镁合金塑性变形的进行，合金内部的位错密度逐渐增加，位错间的交互作用增强，位错运动的难度增加，引起变形抗力的增加，从而提高了合金的强度。张二林等研究了挤压Mg-Mn-Zn合金力学性能和腐蚀性能的影响，结果指出：挤压后合金的平均晶粒尺寸由原来的300μm降低至9μm，屈服强度与铸态相比提高了202.9MPa，抗拉强度提高了105.7MPa，伸长率达到21.6%。杨晓华等人对比研究了普通凝固、往复挤压及往复挤压快速凝固ZK60合金的组织和性能，研究结果表明往复挤压可以显著细化ZK60合金晶粒，且往复挤压过程中合金中析出大量细小的第二相，显著提高了合金的力学性能。

在实际的镁合金力学性能改善过程中，并非单一的强化机制起作用，往往是多个因素共同作用提高合金的力学性能。姜东梅等研究了合金元素 Y 对 Mg-6Zn-0.5Ca 合金力学性能的影响，合金中添加稀土元素 Y 后，颗粒状的 $Mg_{12}ZnY$ 相弥散分布于基体，当 Y 元素含量由 0% 增加至 1.5% 后，合金的尺寸由 118μm 减小至 79μm，合金的力学性能显著提高，主要与 Y 元素的固溶强化、Y 元素细化晶粒引起的晶界强化以及 $Mg_{12}ZnY$ 相的弥散析出强化有关。李智等研究了热挤压对 Mg-1Mn-0.1RE 合金力学性能的影响，结果表明在 360℃挤压，挤压比为 32 时，合金的晶粒尺寸约为 3μm，屈服强度为 185MPa，抗拉强度为 311MPa，抗弯强度为 533MPa，延伸率为 10.5%。此外，对比研究了等通道挤压的该合金力学性能的影响，随着挤压温度降低，挤压道次增多，晶粒进一步细化，镁合金的力学性能随之提高。管仁国课题组制备了 Mg-Zn-Zr-Ca 合金，该合金经轧制后进行时效热处理，抗拉强度可达 320MPa，延伸率达到 19.2%。

1.2.4.2　生物医用镁合金腐蚀行为

(1) 镁合金降解腐蚀机理

关于镁及镁合金腐蚀性能的研究历程如图 1-13 所示，大量研究工作逐步揭示了镁的腐蚀机理，如负差效应（NDE）、单价 Mg^+ 及阳极析氢（AHE）等。

在金属腐蚀过程中，电位控制金属离子化过程，溶液 pH 值控制氧化膜的稳定性。基于这两个关键因素，可将金属与水溶液之间存在的化学反应、电化学反

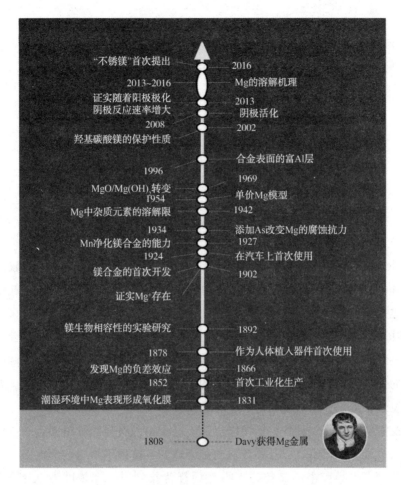

图1-13 镁及镁合金腐蚀过程和腐蚀机理的探究历程

应以及在给定条件下的平衡关系简明表达在平面图中，即以电位为纵坐标，pH值为横坐标的电化学平衡图（E-pH图），用于判断金属腐蚀的热力学倾向性。纯镁的 E-pH图，如图1-14所示。可见镁的绝大部分区域处于析出氢气的平衡线以下，表明水中的氢离子被还原生成氢气，镁失去电子生成镁离子在热力学上是可以自发进行的。即镁只有氧化成为镁离子进入溶液中才能稳定存在。依据 E-pH图，水溶液中镁的腐蚀机理可以认为是镁失去电子成为镁离子，水中氢离子得到电子析出氢气的电化学过程，且电极反应如下：

阳极反应 $$Mg \longrightarrow Mg^{2+} + 2e^-$$ （1-2）

阴极反应 $$2H_2O + 2e^- \longrightarrow H_2 + 2OH^-$$ （1-3）

23

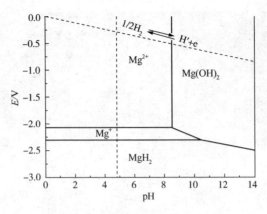

图 1-14　Mg-H$_2$O 体系的 E-pH 图

此外，在空气中镁及镁合金表面会被氧化形成灰白色的 MgO 薄膜，依据 PBR(pilling-bedworth ratio)原理，氧化物体积与生成该体积氧化膜所消耗的金属的体积之比在 1~2 时，该氧化膜具有良好的保护作用。对于镁及镁合金，氧化膜的 PBR 值为 0.81。因此，镁的自然氧化膜非常疏松，不能为镁及镁合金表面提供完整致密的覆盖，不能防止镁及其合金表面与介质中水和氧气的持续反应，对合金的保护作用有限。当镁合金表面的氧化膜破坏后，表面活性更强，腐蚀在该部位发生，进一步促进镁的溶解，形成点蚀。

镁及镁合金在降解过程中析出的氢气不利于植入材料的骨内固定。一般镁合金的结构、成分、相组成以及晶体取向都不均匀，这种不均匀性会促使合金发生电偶腐蚀。当多晶镁中的晶粒趋于沿基面择优排列时，在浓度为 0.01mol/L 的 NaCl 溶液中显示出稳定的耐蚀性能。究其原因在于精密排列的基面具有更低的表面激活能。所以可以通过控制表面织构来改善镁合金的耐蚀性能。

（2）镁合金腐蚀类型

生物医用镁合金的腐蚀主要有以下几种类型：电偶腐蚀、点蚀、应力腐蚀及腐蚀疲劳。

电偶腐蚀：由于镁及镁合金的标准电极电位较低，化学活性高，当镁及镁合金与其他金属接触时，往往作为阳极发生电偶腐蚀被腐蚀。如图 1-15 所示。形成电偶对的阴极与镁基体之间的电位差是影响电偶腐蚀速率的主要因素。电偶腐蚀也会发生在基体与晶界析出相之间，且晶界析出相通常因为具有较高的腐蚀电位而表现为阴极。镁合金在熔炼铸造过程中，不可避免地形成不同的相、杂质、缺陷成分的微观偏析。镁合金中由于相的电负性不同，也会与相邻镁基体产生电

24

化学腐蚀。合金中存在的 Fe、Co、Ni 及 Cu 等杂质元素，也会发生严重的电偶腐蚀，镁基体优先被腐蚀。

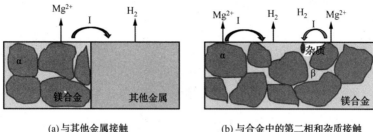

(a) 与其他金属接触   (b) 与合金中的第二相和杂质接触

图 1-15　电偶腐蚀原理图

点蚀：点蚀是指金属表面局部出现纵深发展的腐蚀小孔，而其余区域不腐蚀或者仅轻微腐蚀。镁合金在非氧化性介质中遇到 Cl^- 时，Cl^- 会吸附在 $Mg(OH)_2$ 氧化膜上，形成可溶性氯化镁，在膜内出现小的腐蚀坑成为点蚀核，在外界条件影响下，点蚀核长大成为蚀孔。由于蚀坑内外金属活性不同，形成大阴极小阳极电偶腐蚀电池，坑内的金属作为阳极，腐蚀电流密度增加，加深蚀坑的深度成为点蚀。与其他金属点蚀的机制不同，镁合金点蚀的发展并不是由于闭塞孔内介质的酸化而引起的腐蚀过程被催化加速。相反，镁合金点蚀孔内的介质由于析氢而发生碱化。理论上来讲，pH 值升高会对腐蚀有一定的抑制作用，但在镁合金中点蚀孔内无保护性的膜层使基体的溶解变得更加容易。此外，研究指出，镁合金只有在 Cl^- 中才容易发生点蚀，并且点蚀的产生与 Cl^- 的浓度直接相关。但只有 Cl^- 浓度达到一定临界值时，才能发生点蚀。

应力腐蚀：合金存在的点蚀或者电偶腐蚀等会在合金表面形成腐蚀坑，腐蚀坑的形成可导致局部应力集中，形成微裂纹，产生应力腐蚀断裂，并造成镁合金植入材料在常规服役条件下断裂失效。关于应力腐蚀开裂的机制目前得到多数研究学者认可主要是阳极溶解机制和氢致脆化机制。阳极溶解机制主要考虑阳极溶解的影响，而将应力的作用置于次要位置。该机制主要包括三个过程：电化学腐蚀造成局部表面膜层破裂；裂纹尖端进一步定向溶解使裂纹深入扩张；裂纹尺寸超过临界尺寸时其余部位失稳而常规断裂。在裂纹形成和扩张的过程中，电化学反应导致的阳极溶解被认为是最重要的推动力。氢致脆化机制认为氢元素的扩散对于脆化中心微裂纹的形成有很重要的作用。在裂纹尖端，氢的集中会降低裂纹前缘原子键的结合力，在外加应力作用下前端极易开裂。同时，在腐蚀电化学过程中，阴极反应会释放一定量的氢气，会在基体中形成氢的浓度梯度。当裂纹尖端的氢浓度超过了某一临界值，裂纹尖端就会沉淀出一定的氢化物，从而诱发脆断。

腐蚀疲劳：腐蚀介质和循环载荷耦合作用后镁合金会出现腐蚀疲劳现象。通常腐蚀疲劳裂纹源会在应力集中部位或者加工缺陷处出现，腐蚀坑也会成为裂纹的主要萌发地。当腐蚀坑作为裂纹源时，其深度与应力的大小、频率及循环次数密切相关。

（3）提高镁合金耐蚀性能的方法

作为生物医用材料，镁合金仍需进一步的研究以满足耐蚀性能、力学性能和生物相容性等综合性能的要求，国内外研究者对此开展了大量工作。

提高合金纯度：镁及镁合金中的杂质元素主要有 Fe、Cu、Ni 等。在镁及镁合金中，杂质元素的固溶度很小，并且极容易与 Mg 形成第二相，第二相作为阴极与镁基体形成腐蚀电偶，加大合金腐蚀速率。镁及镁合金的腐蚀性能对杂质含量非常敏感，宋光铃等人研究了合金纯度对其腐蚀速率的影响，研究结果指出：在 3% 的 NaCl 溶液中，工业纯镁（99.9%）的腐蚀速率是高纯镁（99.994%）的 100 倍左右，即降低杂质元素的含量能够显著地提高镁合金的耐蚀性能。任宜宾等人选取纯镁为研究对象，从杂质含量，加工处理状态等方面研究了纯镁在生理盐水中的腐蚀规律，如图 1-16 所示，结果表明降低纯镁中杂质元素的含量以及细化纯镁的晶粒尺寸可以显著地降低腐蚀速率，同时纯镁的腐蚀速率可以通过不同的热处理工艺进行调控。冶炼法是提高镁合金纯度最主要的方法，如对镁及镁合金进行精炼，可以降低合金中杂质元素的含量，提高合金的耐蚀性能。但是精炼成本高，且纯镁的屈服强度较低限制了它在骨植入固定材料及其他承力器件上的应用。

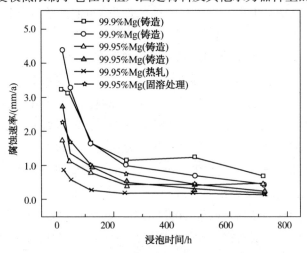

图 1-16 不同状态纯镁在 37℃ 的 0.9% NaCl 溶液浸泡
过程中的平均腐蚀速率与浸泡时间的关系曲线

26

添加合金元素：添加合金元素是改变合金化学成分、微观组织和相组成的重要手段，是目前改善镁合金耐蚀性能应用最广泛的方法。从改善合金耐蚀性能考虑，加入合金元素的目的主要有：提高基体本身的耐蚀性；细化晶粒尺寸使合金趋于均匀腐蚀；形成阻碍腐蚀发生的第二相。

Al 元素在镁合金中具有极大的固溶度，对镁合金耐蚀性能的提高最为有益，典型的 Mg-Al 合金主要包括 AZ31、AZ91、AE21 等。Al 元素添加到镁合金中还可以细化晶粒，产生固溶强化得同时，Al 与 Mg 会形成 β 相（$Mg_{17}Al_{12}$ 相），$Mg_{17}Al_{12}$ 相若如果在晶界上以连续的网状结构析出时，就能够阻止基体腐蚀的扩展，起到腐蚀阻挡层的作用。此外，Al 元素化学活性小，固溶于 Mg 基体中的 Al 元素，可以提高镁基体的钝性。

合金元素 Zr 的加入，可以提高镁合金耐氯离子腐蚀的性能。叶新羽等研究了 Zr 元素对 Mg-Zn 合金力学性能和腐蚀速率的影响，指出：添加 Zr 元素能够使晶粒尺寸显著减小，提高合金的强度和塑性，降低腐蚀速率。Sun 等人研究了 Zr 元素对 Mg-10Gd-3Y 合金显微组织、力学性能和耐蚀性能的影响，研究结果表明 Mg-10Gd-3Y-0.42Zr 合金的耐蚀性能最优，主要是因为添加 Zr 元素使合金中的第二相尺寸减小并连续分布，形成了腐蚀阻挡层。Gu 等人研究了多种 Mg-1X（Mn、Si、Sn、Y、Zn 及 Zr）合金的力学性能、腐蚀性能及细胞相容性。结果显示合金元素对合金的性能和细胞活性均有影响，如图 1-17 所示，此外，研究结果表明，Mg-1X 合金中，Mg-1Zr 合金的耐蚀性能及血液相容性均较优（图 1-18）。Zr 元素还可以与合金中的杂质元素如 Fe、Si、Ni 等形成高熔点相，在镁合金中熔炼过程中首先析出，沉淀在熔液底部或者在除渣过程中被带走，进而提高镁合金的纯度，减轻杂质元素对镁合金耐蚀性能的影响。

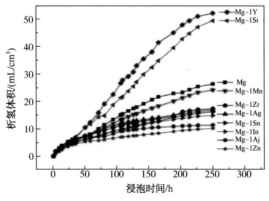

图 1-17　Mg-1X 合金在 SBF 溶液中的析氢速率

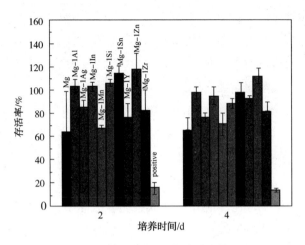

图 1-18　L-929 细胞在 Mg-1X 合金提取液中分别培养 2 天和 4 天后的细胞活性

Mn 在 Mg 中的固溶度极小，且不与 Mg 生成第二相，在镁合金中加入微量的 Mn 元素一方面可以细化合金晶粒；另一方面 Mn 与镁合金中的杂质 Fe 形成高熔点相，减小 Fe 的有害作用，改善镁合金的耐蚀性能。王益志实验研究了 Fe/Mn 比对镁合金腐蚀速率的影响，结果表明合金中 Fe 与 Mn 元素含量比小于 0.032 时，合金的耐蚀性能较好。

Sr 作为一种有效的微合金化元素，在镁合金中的应用才刚刚起步。Gu 等人研究了 Mg-Sr 二元合金在体外和体内的降解性能，结果表明微量的 Sr 元素可以提高镁的耐蚀性能，且 Mg-Sr 合金具有细胞无毒性，宿主反应良好。

Gang 等人的研究表明，Sr 和 Y 元素的复合添加能够显著降低 AZ31 合金的腐蚀速率。稀土元素可以净化镁合金熔体，在合金表面形成致密稳定的氧化膜从而提高镁合金的耐蚀性能。周京等人研究发现 Nd 含量在 0.3%~1.2%时可以提高 AM60 合金的耐蚀性能，主要原因在于 Nd 元素使合金晶粒细化并形成了低活性的第二相。章晓波等对 AZ31、WE43 及 Mg-Nd-Zn-Zr 合金的体外腐蚀性能进行对照研究，Mg-Nd-Zn-Zr 合金晶粒细小，具有较好的力学性能和耐蚀性能。

变形加工：轧制、挤压等加工手段可以促使合金晶粒细化，提高致密度，减轻成分偏析，使合金组织更加均匀，提高其耐蚀性。曾荣昌等人研究了 Mg-1.21Li-1.12Ca-1Y 合金的耐蚀性能，结果表明机械加工使合金晶粒尺寸减小，进而改善合金的腐蚀抗力。Kaviani 等人采用热挤压工艺制备 Mg-Zn-Ca-Mn，热变形后由于晶粒尺寸减小且发生完全再结晶，合金的降解速率由 0.31mm/a 降低至 0.12mm/a。Wang 等人研究表明，Wang 等人在 Hank's 溶液中对比研究了变形工艺对 AZ31 镁合金生物腐蚀性能的影响，结果表明机械加工使合金组织晶粒细化，进而改善合金的腐蚀抗力，其中热轧工艺更能显著降低镁合金的腐蚀速率，如图 1-19 所示。Peng 等人反向挤压对 Mg-Zn 合金降解性能的影响，研究结果显示反向挤压能显著减小合金晶粒尺寸，细化第二相尺寸且在挤压过程中原子扩散使得元素扩散更均匀，致使合金的耐蚀性能显著提高。Li 等对 Mg-1Ca 合金进行热轧和热挤压加工，研究结果表明热加工可以明显提高合金的强度，并且降低合金在模拟体液中的腐蚀速率。Guan 等人采用热轧工艺处理 Mg-Zn-Sr 合金，研究该合金在模拟体液中的生物降解性能，结果表明热轧后 Mg-Zn-Sr 合金的降解速率显著降低至 $0.41mA/mm^2$，有望用作生物植入材料。

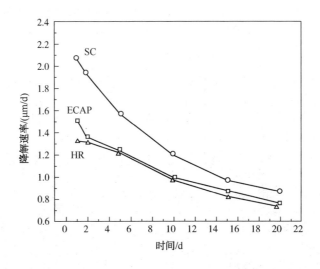

图 1-19　变形工艺对 AZ31 镁合金降解速率的影响

表面处理：表面处理的目的是在镁合金表面形成一层钝化膜，阻碍膜层内外的离子交换，从而减缓腐蚀速率。表面处理可以保持材料的基体结构，维持材料的力学性能。医用镁合金表面处理的方法主要有化学转化处理、微弧氧化、有机涂层及金属离子注入等。化学转化处理是指在镁合金表面形成一层难溶化合物膜层，仿生钝化法是化学转化法的一种，主要是模拟羟基磷灰石矿化的过程，生物相容性良好。微弧氧化是将金属注入电解质溶液中，在化学和电化学的共同作用下，在材料表面形成陶瓷层。吴婕等人的研究表明微弧氧化可以改善 AZ91D 合金的耐蚀性能，而不对生物相容性产生有害影响。离子注入是指真空条件下在镁合金表面注入合金元素，在预定深度内改变材料表面的化学成分、相结构和组织形貌，进而改善合金性能。研究中在纯镁表面注入硼，结果显示镁的开路电势朝正向移动 200mV，扩大了钝化区的电势范围，降低临界钝化电流密度。Du 等人研究发现，适量 Zn 离子注入能提高 Mg-Ca 合金的表面微观硬度和耐蚀性。但离子注入存在风险，不合适的合金元素注入，会使镁合金表面形成活性更大的腐蚀电偶，腐蚀速率加剧。Song 等人利用阳极氧化及碱热处理对 AZ31D 进行表面改性，获得单一的羟基磷灰石膜层，从而提高了镁合金表面的腐蚀抗力。张二林等人通过物相沉积法在纯镁试样表面镀了一层致密的 Ti 层，该致密过渡层的存在不仅提高了纯镁的腐蚀电位（由 −1.638V 到 −1.352V），还降低了合金的腐蚀电流密度（由 $1.45 \times 10^{-4} A/cm^2$ 降低至 $2.15 \times 10^{-5} A/cm^2$），显著提高了纯镁的耐蚀性能。Hu 等人通过固溶处理在镁合金表面沉积了二水磷酸氢钙（DCPD）涂层，该涂层不仅能在模拟体液浸泡过程中会转变为羟基磷灰石（HA），还能促进溶液中的钙磷盐以 HA 的形式在涂层表面沉积，由于该涂层形成后合金的极化电阻由原来的 $331\Omega \cdot cm^2$ 提高至 $4210\Omega \cdot cm^2$，即耐蚀性能显著提高。Chiu 等将纯镁在浓度为 48% 的氢氟酸中浸泡 24h，在纯镁表面生产氟化物转化膜。实验结果显示，氟化物转化膜生成后会使材料的耐蚀性能显著改善，如图 1-20 所示。

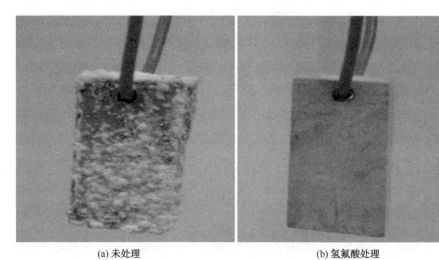

(a) 未处理　　　　　　　　　　　　　(b) 氢氟酸处理

图 1-20　纯镁在 37℃ 的 Hank's 溶液中浸泡 2 天后的表面形貌

　　大量研究表明，表面改性可以改善镁合金的耐蚀性能，但是表面改性不影响合金本身的力学性能，且大部分涂层材料的生物相容性有待进一步考察。此外，表面改性过程中相关的操作较烦琐、不易控制且成本较高。

1.3　新型生物医用镁合金设计

1.3.1　合金元素选择

从生物学角度考虑，上述合金元素的生物相容性及细胞无毒性较差，如 Al 元素具有神经毒性，容易在脑中富集，可能会导致老年痴呆等神经障碍性疾病，Al 元素的大量富集也会导致人体从消化道吸收的磷酸盐减少，磷酸盐的缺失也会导致老年痴呆等神经障碍性疾病。高浓度的 Zr 元素具有诱发肝癌、肺癌、乳腺癌等疾病的潜在危机。Pr、Ce 和 Y 等稀土元素可能导致肝中毒。因此，从生物相容性和安全性出发，研究人员开展了对含低毒性或无毒性元素的新型医用镁合金的探究。宋光铃等研究了多种镁合金的生物相容性，指出 Zn、Ca 及 Mn 元素能够满足医用材料的生物安全性要求。基于该结论，研究工作者制备了具有更优生物相容性的镁合金，并对其性能进行了系统探究。

Zn 元素具有良好的生物相容性，能够促进人体骨骼发育及组织再生；能增强人体免疫力，促进伤口愈合；是神经调节物，能够促进思维敏捷；Zn 是人体自然工艺和软骨特定酶的辅助因子。因此，Zn 被营养界誉为"生命之花"。另外，Zn 元素与 Mg 具有相同的电子价，且晶体结构相同，具有较强的固溶强化能力，强化作用仅次于 Al，作为合金元素广泛使用。Song 等人研究了 Zn 元素含量对镁合金腐蚀性能的影响规律，结果表明，随着 Zn 元素含量增加，合金的耐蚀性能表现出先升高后下降的变化趋势。主要原因在于：Zn 元素含量较低时，绝大部分的 Zn 原子固溶于基体中，会提高基体的耐蚀性能，而继续增大元素含量，合金中的第二相增多，腐蚀电偶对增多，合金的耐蚀性能下降。章晓波等人对Mg-6% Zn、Mg-2% Zn 合金的生物医用性质进行考察，细胞毒性实验表明：不同成分的镁合金浸提液对 L-929 细胞增殖均有促进作用；溶血实验结果显示Mg-Zn合金的溶血率为3.4%，在生物医用材料允许的范围(5%)之内。Zhang 等人为新型镁合金的开发做了大量的研究，通过实验得到挤压态 Mg-6Zn 合金的屈服强度为 169.5MPa，延伸率为 18.8%，将该挤压态合金样品置于模拟体液中，在浸泡过程中合金表面形成一层由 HA 和 Mg/Ca 磷酸盐组成的保护膜，将钙合金加工为植入器件，植入动物体内后，发现有氢气产生，植入六周后，材料已完全降解，且植入部位有新骨和造骨细胞生成。

Ca 元素是主要的成骨元素，是构成骨骼和牙齿的主要成分，能促进骨生长和骨组织愈合，能促进体内某些酶的活化与血液凝结，符合生物材料研究的要求。研究考察了 Ca 含量对于镁合金力学性能、腐蚀性能及细胞相容性的影响。由于实验条件和测试方法的差异，不同研究工作得到的最优 Ca 元素含量稍有不同，但一致的是：Ca 含量大于 1% 时，由于合金中 Mg_2Ca 相的数量增多，合金的力学性能和腐蚀性能均有较大程度的下降；在不同的研究中 Mg-Ca 合金均能有效地诱导骨组织生成，表现出良好的生物相容性和细胞安全性，如图 1-21 所示。

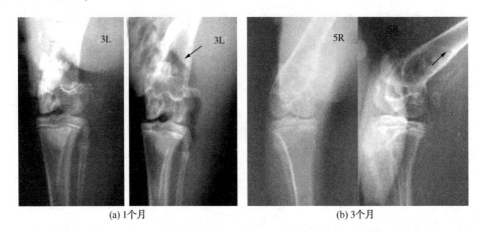

(a) 1个月   (b) 3个月

图 1-21　Mg-1Ca 合金骨钉植入兔子体内的 X 光照片

注：其中黑色三角符号所指为植入物周围生长的骨组织

Kim 等也通过大量的实验研究了 Ca 元素的加入对合金腐蚀性能的影响，实验结果表明合金的析氢速率随着合金中 Ca 含量的增加而增大，原因在于合金中 Ca 元素含量较大时，合金晶界上析出的 Mg_2Ca 相增多，Mg_2Ca 相与镁基体形成腐蚀微电池，镁作为阳极加剧镁基体的腐蚀。Li 等人制备了含 Ca 量不同的 Mg-Ca 合金，并研究不同热加工处理后 Mg-Ca 合金在动物体内的力学性能及腐蚀性能，随着 Ca 元素含量增加，合金强度和腐蚀抗力均有所下降，在手术植入 12 周后，合金植入器件基本能完全降解，观察到植入材料周围有新骨形成，并且在降解过程中无炎症等不现象出现。

Bakhsheshi-Rad 等人对照研究了二元 Mg-xCa 合金与四元 Mg-Ca-Mn-xZn 合金的生物腐蚀性能和力学性能。四元合金中 Zn 元素含量小于 4% 时，随着 Zn 元素含量增大，合金的屈服强度，抗拉强度以及延伸率均有提高；且 Mg-Ca-Mn-Zn 合金的耐蚀性能优于 Mg-Ca 合金，其中 Mg-2Ca-0.5Mn-2Zn 合金的腐蚀速率最低，力学性能优异，可以作为生物医用材料使用。Xu 指出加入了 Mn 和 Zn 元素后镁合金表现出良好的抗腐蚀性能，体外的模拟实验结果表明，在浸泡初期镁合金的腐蚀比较严重，在腐蚀中后期，合金的腐蚀速率减缓，基本趋于稳定。欧阳春等人以 Zn 和 Ca 为组员采用熔融浇注法制备了三种 Ca 含量分别为 1%、2% 和 3% 的 Mg-Zn-Ca 三元镁合金生物可降解材料，对不同腐蚀时间的合金表面形貌以及合计弩之和相成分进行分析，结果表明：镁合金的腐蚀是从镁基体的点蚀开始，含 Ca 为 1% 的镁合金表现出良好的抗腐蚀性能。Rosalbino 等在 Ringer's 溶液中对照研究了 Mg-2Zn-0.2x(x=Ca、Mn、Si) 合金的腐蚀行为，并以 AZ91 合金作为对照。结合电化学极化曲线、电化学阻抗谱以及浸泡腐蚀实验分析，与 AZ91 合金相比，Mg-2Zn-0.2Ca 与 Mg-2Zn-0.2Si 合金的腐蚀性能较差，而 Mg-2Zn-0.2Mn 合金表现出良好的腐蚀抗力，在 Ringer's 溶液 Mg-2Zn-0.2Mn 合金的极化电阻是 AZ91 合金的四倍，如图 1-22 所示。

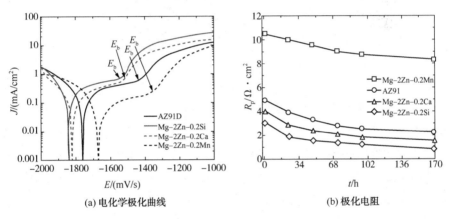

(a) 电化学极化曲线   (b) 极化电阻

图 1-22　AZ91 及 Mg-2Zn-0.2x(x=Ca、Mn、Si) 合金在 Ringer's 溶液中的腐蚀行为

1.3.2　组织形貌调控

添加合金元素可以改善镁合金的力学性能和耐蚀性能，但目前镁合金的综合性能仍不能满足植入时间的要求，降解速率过快依然是制约镁合金在临床上的广泛应用的主要问题。主要原因在于现有研究中采用的材料基本上都是多晶镁合金，合金中存在大量晶界和杂质元素。由于晶界与晶内的化学成分存在差异，第二相沿晶界析出，作为阴极与镁基体形成腐蚀电偶，腐蚀过程如图 1-23 所示。腐蚀倾向于发生在晶界边缘区域，可能会使晶粒从合金表面剥落，严重影响植入器件的结构完整性。

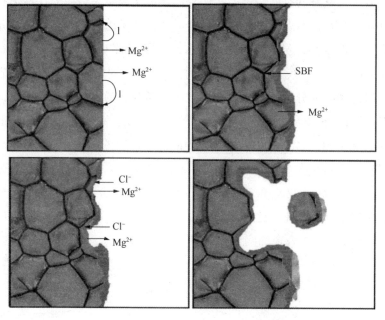

图 1-23　镁合金在水溶液中的电偶腐蚀过程

近年来，快速凝固技术和金属玻璃化技术的发展为生物医用镁合金的制备提供了新思路。快速凝固技术能够增大杂质元素的固溶度极限，使元素分布更均匀，降低局部腐蚀微电偶的活性。Wang 等人用亚快速凝固技术制备了晶粒细小的 Mg-Zn-Y-Nd 合金，在流动的模拟体液中该合金表现出比普通铸态合金更好的耐蚀性能。李林等人通过铜模吸铸法制备 $Mg_{65}Zn_{30}Ca_5$ 非晶，并研究了 Cu、Al 元素对合金耐蚀性能和生物相容性的影响，结果表明：合金 $(Mg_{0.65}Zn_{0.3}Ca_{0.05})_{98}Cu_2$ 和 $(Mg_{0.65}Zn_{0.3}Ca_{0.05})_{98}Al_2$ 具有良好的生物相容性，且 Cu 或 Al 含量为 2% 时合金的耐蚀性能最优。此外，郑州大学关绍康教授等人采用高压扭转法制备 Mg-Zn-Ca 合金，获得了超细晶组织，极大地提高了合金的耐蚀性能，并给出铸态合金与高压扭转合金的腐蚀模型，如图 1-24 所示。以上方法均能在很大程度上改善镁合金的耐蚀性能，但由于制备技术限制，样品尺寸很小，很难加工成具有一定尺寸和形状要求的植入器件，难以进行实际应用。

快速凝固技术及金属玻璃化技术制备的镁合金虽然难以进行实际应用，但相关研究结果指出通过控制凝固过程，优化组织形貌，减少甚至消除晶界，使合金元素均匀分布对镁合金耐蚀性能的提高具有极大的积极作用。Yan 等人的研究指出通过优化晶界可以提高 Al-Mg 合金的腐蚀性能，且小角度晶界（≤15°）合金具

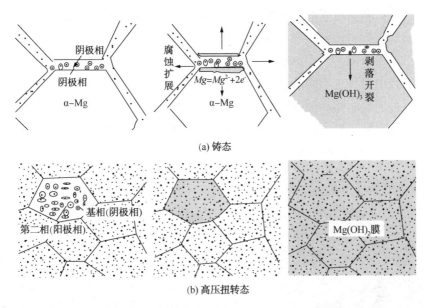

(a) 铸态

(b) 高压扭转态

图 1-24　铸态和高压扭转态 Mg-Zn-Ca 合金的腐蚀模型

有较好的腐蚀抗力。该研究结果证明通过优化晶界的方法提高合金的耐蚀性能，在理论和技术上都是可行的。

定向凝固技术可以消除横向晶界，使晶界数量显著减少并规则排列。在定向凝固过程中冷却速率较小，析出相有充足的时间溶解，改变析出相的形态和分布，有助于改善化学成分与组织的不均匀性。其次，定向凝固技术能减少凝固缺陷和杂质含量，提高合金纯度和组织致密性。基于该技术的优势，定向凝固镁合金有望成为一种高耐蚀性能的新型生物医用镁合金。此外，对于植入材料，使用中对合金在各个方向上的性能要求存在差异，而现有研究中等轴晶晶粒取向随机，合金具有各向同性，存在一定的局限性。针对这些问题和不足，有必要采用新的制备方法，以控制晶粒取向并获得各向异性，从而提高镁合金的使用性能。

近年来，晶粒的择优取向对镁合金腐蚀行为的影响得到了研究人员的广泛关注。利用常规工艺，比如铁模或砂模铸造制备的纯镁和镁合金铸锭，其晶粒取向随机。但经后续的锻造、挤压、轧制或等径角挤压等塑性变形处理后，由滑移与孪晶引起的晶粒转动和动态再结晶会使晶粒产生择优取向，致使合金中形成织构。这种情况下形成的织构种类和强度收到加工变形制度的影响，会随着变形的剧烈程度而发生变化。在镁合金中最常见的变形织构为 (0001) 基面织构和纤维织构。研究表明，变形 AZ31 镁合金由于基面织构的存在使得其腐蚀行为存在各向异性，并且由基面组成的表面较其他取向表面具有更好的耐蚀性能。宋光铃等人研究了挤压变形对镁合金腐蚀性能各向异性的影响，研究中采用 EBSD 表征了不同表面的晶面取向，变形 AZ31 镁合金不同截面上的晶粒取向分布，如图 1-25 所示，研究中对具有不同晶体学取向表面的样品分别进行腐蚀性能测试，结果显示，具有柱面取向样品的腐蚀速率是具有基面样品腐蚀速率的 20 倍，如图 1-26 所示。由此可见，晶体学织构能够显著影响镁合金的腐蚀行为，且具有 {0002} 晶面取向的表面耐腐蚀性能更优。

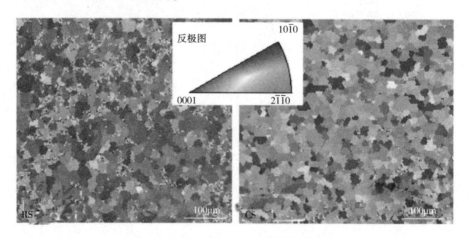

图 1-25 挤压态 AZ31 合金的晶粒取向分布

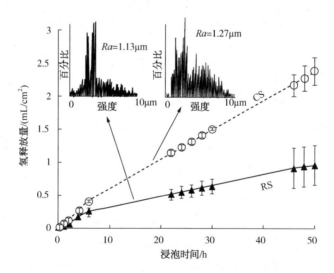

图 1-26 挤压态 AZ31 合金不同取向面的腐蚀速率

1.4 定向凝固镁合金

定向凝固技术使用强制手段，在金属凝固过程中建立起特定方向上的温度梯度，使熔体沿着与热流相反的方向凝固，最终得到具有特殊晶粒取向的柱状晶组织。高温合金的大力发展，促进了定向凝固技术的进步，而定向凝固技术也成为研究凝固理论和金属凝固规律的主要手段。

1.4.1 定向凝固理论基础

1953 年，Chalmers 与合作者通过对金属凝固过程中固-液界面形态的研究，提出了成分过冷理论，指出固-液界面前沿的溶质富集会产生成分过冷，从而引起界面失稳，揭示了界面形态演变的内在原因。Mullins-Sekerka 提出的界面稳定性理论(MS 理论)可以预测随着凝固参数变化，固-液界面形貌的演变过程(平界面→胞晶→枝晶→胞晶→绝对稳定平界面)。定向凝固理论基于成分过冷理论和MS 理论建立，要求固-液界面前沿需要保持较大的正的温度梯度，严格控制热流方向，避免横向热流。

1.4.2 定向凝固镁合金的研究现状

关于定向凝固镁合金的研究较少，现有工作主要集中于定向凝固镁合金的制备，主要研究合金成分及工艺参数等对定向凝固组织形貌的影响。

(1) 定向凝固镁合金组织形貌

彭德林等人研究了生长速率对定向凝固 Mg-Li 合金组织形貌的影响，在实验条件下该合金的微观组织呈层片状，且共晶组织间距随着生长速率的增大而减小。Mirshahi 等人在定向凝固条件下考察了冷却速度对 Mg-5% Si 合金组织形貌及 Mg_2Si 相形态的影响，研究发现在较大的冷却速度下，Mg_2Si 相为多边形状，随冷却速度降低，Mg_2Si 相沿枝晶分布。赵彦民，李秋书等人在液态金属冷却条件下分别制备了定向凝固 AZ91 和 AZ31 合金，并对不同生长条件下定向凝固合金的组织形貌进行观察分析，研究结果指出：增大温度梯度或者降低抽拉速度均能够提高定向凝固合金组织的稳定性和连续性。唐守秋等人对照研究了合金成分对定向凝固组织形貌的影响，如图 1-27 所示，可见合金成分对定向凝固组织有显著影响。

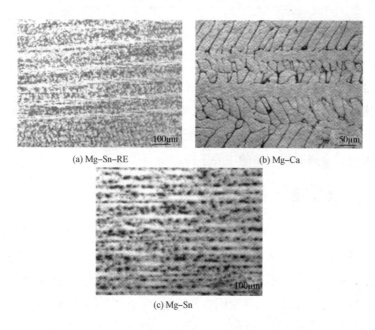

(a) Mg-Sn-RE

(b) Mg-Ca

(c) Mg-Sn

图 1-27　几种不同成分的镁合金定向凝固组织

Paliwal 等人研究了凝固参数，包括温度梯度、凝固速率和冷却速率，对 Mg-xAl(x=3、6、9)合金组织形貌的影响，确定了合金组织形貌的演变过程及其临界参数，建立了不同 Al 含量的定向凝固合金柱状枝晶间距与冷却速率之间的关系，并基于实验数据和凝固模型（Kurz 模型、Fisher 模型及 Trivedi 模型），得到了 Mg-Al 合金的凝固图，如图 1-28 所示，这为后续 Mg-Al 合金凝固组织的研究提供了参考。

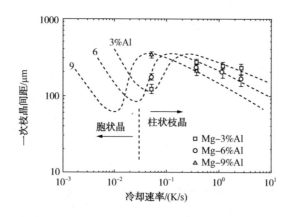

图 1-28　Mg-Al 合金组织形貌、枝晶间距与冷却速率间的关系曲线

Zhang 等考察了凝固速率对定向凝固 Mg-4Al 合金凝固组织和微观偏析的影响，图 1-29 为不同凝固速率下定向凝固 Mg-4Al 合金的液淬组织图，在生长速率小于 15μm/s 时，合金的凝固组织为胞枝混合晶，当生长速率大于 30μm/s 后，凝固组织为柱状树枝晶，此外，定向凝固 Mg-4Al 合金枝晶间距随着生长速率增大而减小，且枝晶间距与生长速率之间的关系与 Hunt-Lu 模型计算结果相吻合，这一研究结果与定向凝固 AX44 合金的研究结果一致。

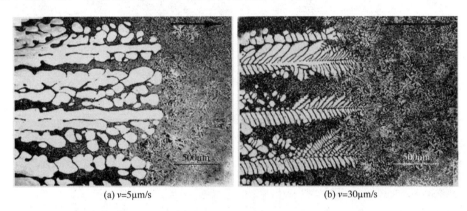

(a) $v=5μm/s$ (b) $v=30μm/s$

图 1-29　定向凝固 Mg-4Al 合金液淬界面的组织形貌

王甲安等人研究了不同生长速率下定向凝固 Mg-1.5Gd 合金的微观结构，在实验条件下 Mg-1.5Gd 合金的凝固组织为典型的柱状胞晶结构，如图 1-30 所示，胞晶间距随着生长速率增大而减小，作者通过线性拟合得到合金组织间距与凝固速率之间的关系满足表达式：$\lambda = 130.2827\ v^{-0.2228}$。

Luo 等人对照研究了定向凝固 $Mg-xGd(x=0.8$、1.5、$2.5)$的组织演变过程，固定生长速率，温度梯度分别为 20K/mm、25K/mm 及 30K/mm 时，三种合金的组织均为典型胞状晶；固定温度梯度，生长速率在 10~200μm/s 范围内，不同成分的定向凝固 Mg-Gd 合金组织均为胞状晶，此外，研究中使用面积法获得了定向凝固组织在不同凝固参数下的组织间距，结果表明胞状晶的组织间距不仅随着温度梯度或生长速率的增大而减小，在固定的稳定梯度或生长速率下也随着 Gd 元素含量的增大而减小，拟合凝固参数 G、v 及 R(冷却速率)与胞晶间距之间的关系，并与 Kurz、Hunt 及 Trivedi 模型进行对照，结果表明不同 Gd 含量的定向凝固组织间距与凝固参数之间的关系与 Trivedi 模型拟合曲线相吻合。Yang 等人系统研究了定向凝固 $Mg-5.5Zn-xGd(x=0.8$、2.0、$4.0)$合金的组织演变过程，实验结果表明合金的胞-枝转变临界速率(CET)随着 Gd 元素含量的增大而减小，实验研究了建立了定向凝固组织间距与生长速率之间的关系，即随着生长速率增大，合金的组织间距呈指数减小。

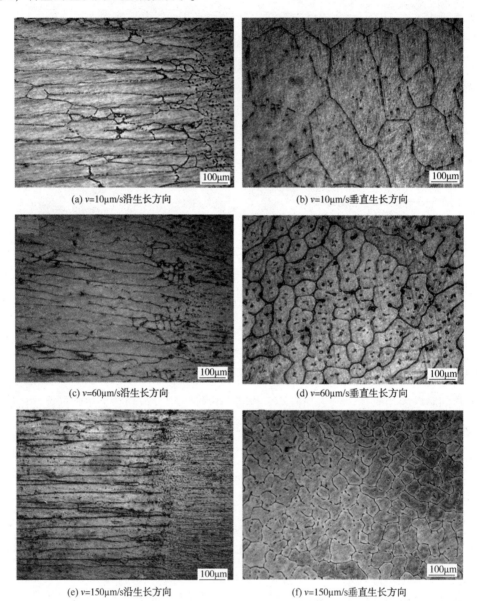

图 1-30　不同生长速率下 Mg-1.5Gd 合金沿生长方向和垂直生长方向的显微组织

（2）定向凝固镁合金组织微观偏析

MirkovićD 等人对比研究了定向凝固 AZ31 和 AM50 合金在不同凝固参数下的组织演变过程以及合金元素的微观偏析，研究结果指出：随着凝固参数变化，

AZ31 及 AM50 合金的定向组织为间距不同的柱状树枝晶，且 Al、Zn 元素正偏析，Mn 元素负偏析。可见，镁合金的凝固特征不仅与凝固参数相关，还受到合金本身性质的影响。王甲安等人采用 BSE(Back Scatter Electron Analysis)和 EPMA (Electron Probe Micro Analysis)分析了定向凝固 Mg-1.5Gd 合金中元素的分布情况，如图 1-31 所示，得到 Gd 元素随固相分数变化的浓度曲线，并与 Scheil 模型计算曲线进行对比。结果指出大部分的 Gd 元素分布在晶界处，Mg 元素主要分布于晶粒内部，且 Scheil 模型可在一定程度上预测 Mg-1.5Gd 合金在定向凝固条件下的溶质元素的微观偏析。Zhang 等人采用同样的方法研究了不同生长速率下定向凝固 Mg-4Al 合金中 Al 元素的分布，并与 Scheil 模型计算结果进行对照，结果指出合金元素测量值和模型计算值之间存在较大差异，主要原因在于 Scheil 模型中没有考虑合金元素的背扩散。但随着生长速率增大，合金元素分布浓度测量值与模型计算值之间的偏差逐渐减小，Scheil 模型能够很好地预测合金元素的分布情况。

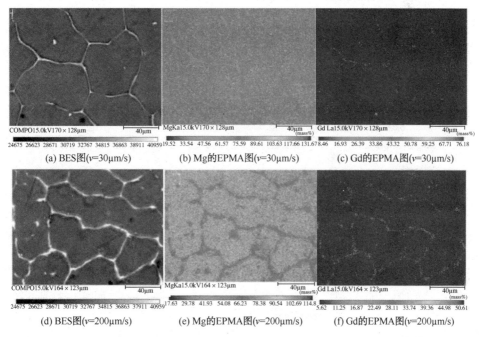

图 1-31　不同生长速率下定向凝固 Mg-1.5Gd 合金的 BES 图和 Mg、Gd 元素分布的 EPMA 图

（3）定向凝固镁合金力学性能

Mabuchi 等研究了不同温度下定向凝固与非定向凝固 AZ91 合金的拉伸性能，应力-应变曲线如图 1-32 所示。室温下定向凝固 AZ91 合金的屈服强度、抗拉强度与延伸率分别为 176MPa、290MPa 和 10.4%，分别比非定向凝固合金的力学性

能提高了 59%、45% 和 76%；473K 时定向凝固 AZ91 合金的屈服强度、抗拉强度和延伸率分别为 136MPa、198MPa 和 27%，分别比非定向凝固 AZ91 合金分别提高了 100%、43.3% 和 9.3%。作者指出主要原因在于定向凝固 AZ91 合金中特殊的晶粒形态和分布阻碍了晶界滑移，抑制了晶间断裂。Wang 等人研究了 Mg-2.35Gd 合金在不同凝固参数下的组织演变和力学性能，指出定向凝固技术能显著改善镁合金的室温力学性能，同一冷却速率下定向凝固 Mg-2.35Gd 合金的抗拉强度和伸长率分别是非定向凝固合金的 1.71 倍和 1.29 倍。由此可见，定向凝固工艺可以显著改善合金的力学性能，而晶界形态对材料的性能具有重要影响。邹敏强等人利用自行设计的定向凝固装置，使用不同的加热方式，制备了定向凝固 AZ31 合金并研究了其变形性能。结果指出：定向凝固工艺能够有效地提高镁合金的热成型能力，定向凝固 AZ31 合金在 673K 进行轧制，总变形量达到 94% 以上，合金表面未出现裂纹，且最终轧板具有较好的室温拉伸性能。

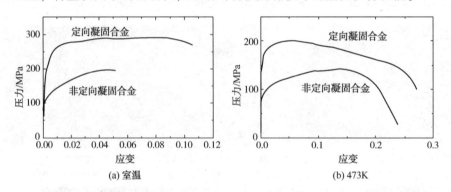

图 1-32　不同温度下定向凝固和非定向凝固 AZ91 合金的应力-应变曲线

Lin 等人研究了定向凝固 Mg-4.78Zn-0.45Y-0.10Zr 合金的室温拉伸性能，并分析了其变形机制，沿着柱状晶的生长方向拉伸时拉伸强度为 198MPa，延伸率为 20.5%，EBSD 分析结果揭示合金在拉伸过程中 $\{10\bar{1}1\}$ 压缩孪晶被激活，随着变形过程继续，$\{10\bar{1}2\}$ 拉伸孪晶在 $\{10\bar{1}1\}$ 压缩孪晶内产生，形成双孪晶，如图 1-33 所示。

（4）定向凝固镁合金择优取向研究

对镁合金生长取向的研究可以追溯到 1929 年，Nix 等人研究了定向凝固镁合金的枝晶组织，分析结果表明合金组织沿 <11$\bar{2}$0> 方向生长。而 Pettersen 等人的研究指出合金的择优取向与凝固参数相关：在温度梯度与生长速率的比值较小时，合金沿 <11$\bar{2}$0> 方向生长［图 1-34（a）］；而温度梯度和生长速率的比值较大时，枝晶沿 <22$\bar{4}$5> 方向生长［图 1-34（b）］。

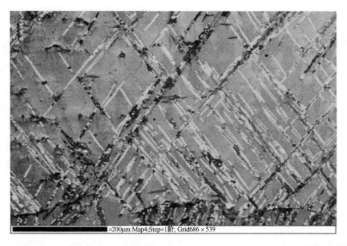

图 1-33　EBSD 表征定向凝固 Mg-4.78Zn-0.45Y-0.10Zr 合金拉伸组织中的孪晶

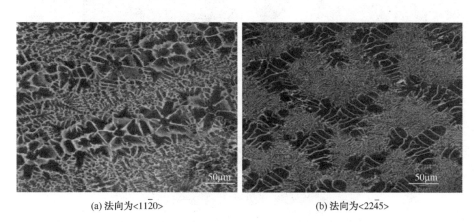

(a) 法向为<11$\bar{2}$0>　　　　　　　　　(b) 法向为<22$\bar{4}$5>

图 1-34　不同凝固参数下定向凝固 AZ91 镁合金横截面的显微组织

　　清华大学 Wang 等利用同步辐射 X 射线断层扫描技术研究了定向凝固 Mg-9% Al合金组织的三维形貌，如图 1-35(a)所示，可以看出枝晶呈六次对称，经标定均沿<11$\bar{2}$0>方向生长。Wang 等人对 Mg-40% Zn 合金枝晶取向的分析标定同样得到枝晶沿<11$\bar{2}$0>方向生长[图 1-35(b)]。

　　杨燕等人在同一温度梯度(G_L = 30K/mm)，不同生长速率下(v = 10μm/s，100μm/s，200μm/s)制备了定向凝固 Mg-14.61Gd 合金，分别采用 EBSD 实验观察和 CAFÉ 模拟计算的方法分析 α-Mg 相的生长取向变化规律，实验结果如图 1-36所示。EBSD 分析结果表明：随生长速率增大，定向凝固镁合金的生长取向从<11$\bar{2}$0>和<10$\bar{1}$0>逐渐集中到<11$\bar{2}$0>，模拟计算结果与实验结果一致。

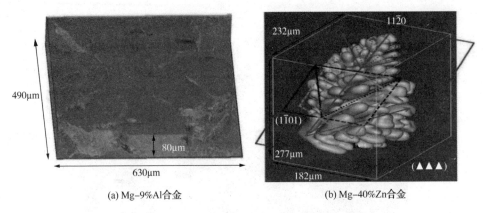

(a) Mg-9%Al合金　　　　　　　(b) Mg-40%Zn合金

图 1-35　不同定向凝固镁合金的三维枝晶形貌

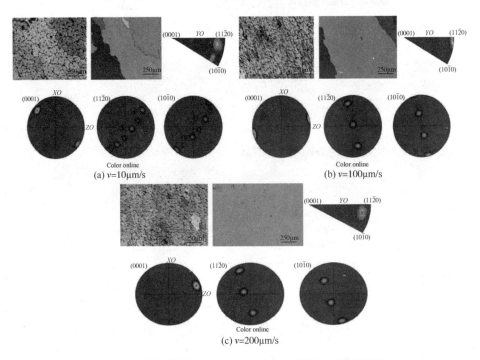

图 1-36　定向凝固 Mg-14.61Gd 合金在不同生长速率下的

晶粒组织、EBSD 图及 α-Mg 的极图和反极图

1.4.3　定向凝固镁合金在生物医用研究中存在的问题

基于文献调研结果，定向凝固镁合金的研究存在以下问题和不足，主要有以下四个方面：

① 现有定向凝固镁合金的研究大多围绕组织形貌观察和凝固工艺控制展开，部分研究结果不一致，如镁合金的择优取向以及描述凝固参数与柱状晶组织间距变化关系的经典模型。凝固参数对组织演变过程的影响规律仍需研究和分析。

② 关于定向凝固镁合金力学性能的研究甚少，而腐蚀性能及各向异性没有相关研究。合金定向凝固过程中伴随着组织形貌的演变以及晶粒的择优生长，组织形貌、组织间距以及晶体取向对合金性能的影响规律及作用机理还有待系统研究和理论分析。

③ 定向凝固镁合金在生物环境或者生物模拟环境中的降解性能未见报道。作为植入材料，镁合金在各种阴离子作用下的降解特性如何至关重要，而定向凝固镁合金的降解过程是否有别于等轴晶合金，值得开展研究。

④ 现有定向凝固镁合金的研究并非以生物医用作为背景，在合金选择中没有考虑合金元素的组织相容性和生物安全性。研究较多的 AZ31 和 AZ91 合金中 Al 元素含量较高，该元素可能会导致老年痴呆等神经障碍性疾病。因此需要对合金元素的种类及其含量进行筛选和控制。

1.5　本书研究思路和主要内容

1.5.1　研究思路

镁合金具有良好的生物相容性，生理环境中会发生腐蚀降解，且降解过程中释放的镁离子能促进骨组织生长，在可降解生物医用领域具有极大的应用潜力。但是镁的标准电位较低，腐蚀氧化膜疏松多孔，腐蚀性能较差。同时，具有等轴晶组织的镁合金中晶粒取向随机，具有各向同性，植入中有一定的局限性。因此，需要进一步研究以改善镁合金的综合性能。定向凝固工艺能够消除横向晶界，使组织规则排列，同时净化合金组织，促进相和元素的均匀分布，有望改善镁合金的耐蚀性能，并获得各向异性。通过定向凝固技术制备不同工艺条件下的镁合金，探究组织形貌和晶体取向对合金性能的影响，便于建立成分—工艺—组织—性能之间的关系。科学合理的解释镁合金凝固特性对性能的影响规律，尤其是生物降解特性的影响，能够为镁合金的生物医用提供实验参考和理论依据。

镁合金作为一种新型的生物可降解材料具有诸多优点，但降解速率太快是限制其广泛应用的一大问题，主要原因在于传统的多晶材料中存在大量晶界，晶界与晶内的相和成分存在差异，形成腐蚀电偶。此外，在传统多晶材料中等轴晶晶粒取向随机，具有各向同性，难以满足植入器件对各向异性的要求，具有使用局限性。本书的研究思路是通过定向凝固技术获得镁合金定向组织，其特点是减少晶界数量，控制晶体的生长取向和组织形态。在此基础上研究镁合金力学性能、腐蚀性能及各向异性，发展生物医用各向异性镁合金。

1.5.2 主要内容

本书以定向凝固镁合金作为研究对象，通过定向凝固技术调控镁合金的显微组织，获得稳定生长的定向凝固组织，研究镁合金在定向凝固条件下的形态演变过程，组织形貌及晶体取向对合金力学性能和腐蚀性能的影响规律，并考察定向凝固镁合金在生物模拟环境中的降解行为。主要研究内容及拟解决的问题如下：

（1）合金成分选择及制备工艺确定

选择生物相容性良好的合金元素，确定元素的含量；确定定向凝固制备工艺参数，包括温度梯度和生长速率。

（2）镁合金定向凝固过程中的组织演变

考察不同凝固参数下合金微观组织的演化规律，如界面形态（平界面、胞状界面、树枝状界面等）的演变过程；考察组织特征（如枝晶间距）的变化规律，建立组织特征参数与凝固参数之间的关系；表征镁合金的择优生长取向，分析其形成机理。

（3）定向凝固镁合金力学性能各向异性研究

研究定向凝固组织形貌，晶体取向对镁合金力学性能的影响。在平行生长方向上考察组织形态对镁合金室温拉伸性能的影响，建立合金拉伸性能与凝固参数及组织特征参数之间的关系；研究晶体取向对镁合金弹性模量、硬度以及压缩性能的影响规律；研究晶体取向对镁合金压缩变形过程的影响，分析各向异性的内在机理。

（4）定向凝固镁合金腐蚀性能各向异性研究

在0.9% NaCl溶液中研究平行生长方向上定向凝固组织形貌，组织间距及元素含量对镁合金腐蚀性能的影响，考察组织形态对腐蚀性能的影响规律，并进行理论分析；研究晶体取向对合金耐蚀性能的影响规律，分析各向异性的机理。

（5）定向凝固镁合金在模拟体液中的降解特性研究

在Hank's模拟体液中考察镁合金生物降解特性与定向凝固组织的依赖关系。研究具有不同组织形态的镁合金在模拟体液中的腐蚀行为及腐蚀速率，分析定向凝固镁合金在生物环境中的腐蚀机理；研究热处理工艺对定向凝固镁合金耐蚀性能的影响；分析模拟体液中镁合金的降解产物组成以及降解产物的形成过程，对定向凝固镁合金生物降解特性进行全面评价。

2 定向凝固镁合金制备及性能表征方法

基于镁合金相图、合金元素的生物安全性和细胞无毒性以及合金元素对镁合金组织和性能的影响规律，本章首先详细介绍了研究过程中合金元素的种类及其含量选取的原则和依据，阐述了研究依赖的实验方案和技术路线。其次，详细介绍了研究过程中采用的原材料及其纯度、镁合金母材的熔炼步骤和参数、熔炼注意事项、定向凝固镁合金棒状样品的制备过程、定向凝固工艺参数的选取。此外，根据研究目的对镁合金母材和定向凝固镁合金棒状样品进行了组织形貌、力学性能、腐蚀降解性能及各向异性的分析和测试，详细阐述了组织性能测试分析过程中涉及的设备仪器、样品切取加工方法、腐蚀溶液的配方、性能测试方法和表征手段的基本过程及参数等。

2.1　制备材料及方案

生物医用合金在材料设计时需要考虑合金的生物相容性，添加的合金元素必须具有细胞无毒性；合金在生理环境中发生腐蚀时，降解产物及金属离子不会对生物体产生毒副作用。Zn 元素主要分布于人体的骨骼、骨骼肌、皮肤、肝和大脑中，能够参与多种新陈代谢过程，对维持人体正常生理机能有非常重要的作用，具有良好的生物相容性和细胞安全性。作为合金元素，Zn 元素对镁的强化作用仅次于 Al。Zn 与 Mg 有相同的电子价，且晶体结构相同，原子尺寸差<15%，Zn 元素在 Mg 中的固溶度较大，共晶温度下为 6.2%。通过固溶处理不仅可以改善镁合金的力学性能，减少合金中第二相对腐蚀性能的不利影响，也能够提高镁基体的自腐蚀电位，减小镁合金的点蚀倾向，进一步改善镁合金的耐蚀性能。基于上述原因，本书选择了三种不同的 Mg-Zn 合金，分别为 Mg-2% Zn、Mg- 4% Zn 及 Mg-6% Zn，在此基础上开展后续的研究工作。本书中实验合金采用纯度均为 99.99% 的 Mg 和 Zn 配制而成。

采用的实验方案如图 2-1 所示，主要包括定向凝固镁合金制备及其组织演变、力学性能和腐蚀性能及其各向异性以及生物降解特性研究。合金制备主要包括确定定向凝固工艺参数，考察合金元素含量和凝固参数对组织形貌演变规律的影响，建立凝固参数对合金特征参数的影响关系，确定镁合金的生长取向等。合金性能研究主要针对不同凝固参数下的定向凝固镁合金进行力学性能和腐蚀性能测试，考察凝固参数、晶体取向、元素含量及固溶处理对定向凝固镁合金性能的影响规律和作用机理。在此基础上，选择优化的合金成分和工艺参数，制备定向凝固 Mg-Zn 合金，研究该合金在 Hank's 溶液中的降解过程和降解机理，综合评价定向凝固镁合金的生物医用性能。

2.2　定向凝固实验过程

2.2.1　母材熔炼

镁合金化学活性高，易氧化燃烧，熔炼过程中必须采取预防和保护措施。合金熔炼使用的电阻炉及其示意图如图 2-2 所示。熔炼过程具体描述如下：

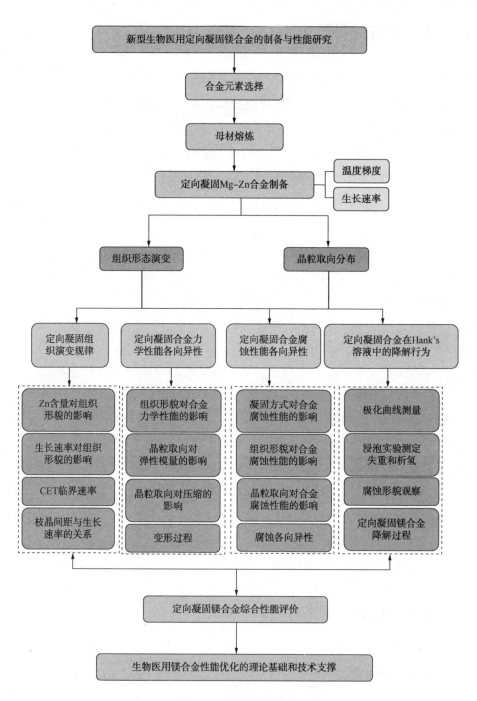

图 2-1　实验技术路线

① 准备原料，在齿轮上打磨掉表面的氧化皮，按照配比进行称重。

② 预热原材料、坩埚、夹具及搅拌棒等，去除吸附的水蒸气。

③ 将纯 Mg 放入坩埚中，采用电阻炉进行加热，在保护气氛下加热至700℃。保护气体为 SF_6+CO_2（0.5%SF_6）混合气体。

④ 当纯 Mg 完全熔化后，扒渣，加入预热好的纯 Zn，并升高温度至720℃。

⑤ 待合金完全熔化后，使用搅拌棒对熔体进行充分搅拌，约 2min，之后静置 20min。

⑥ 降低温度至690℃，温度稳定后，扒掉表面氧化膜进行浇铸。

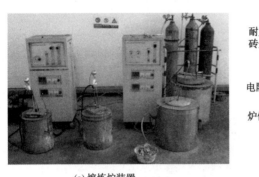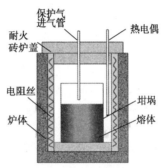

(a) 熔炼炉装置　　　　　　　(b) 熔炼炉示意图

图 2-2　镁合金气体保护熔炼炉

采用重力铸造方式制备 φ36mm×110mm 的合金铸锭。实验用石墨模具，模具尺寸如图 2-3 所示。采用等离子体质谱仪（ICP）对铸锭进行成分检测，熔炼合金的成分波动范围在±0.1%内。

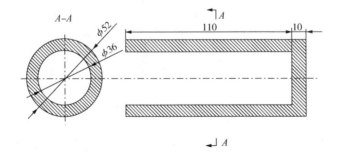

图 2-3　实验用重力浇铸模示意图

2.2.2　定向凝固镁合金试棒制备过程

实验中采用课题组自主设计的封闭式水流直冷定向凝固装置，装置简图如图2-4所示。设备主要包括加热系统，控制系统，测温和冷却系统。

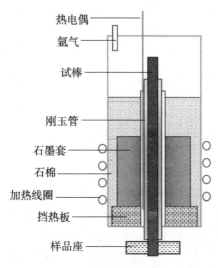

图2-4　定向凝固装置示意图

定向凝固镁合金制备过程如下：

① 将镁合金铸锭经过线切割和机加工得到如图2-5所示的试棒，试棒表面需打磨干净。

② 将试棒端部固定在水冷夹具上，试棒的下端刚好浸入水流中，再将直径略大于试棒尺寸的刚玉管罩在试棒外，置入石墨套中，调整位置后使用固定螺栓固定夹具。

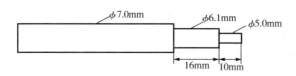

图2-5　制备定向凝固镁合金采用的棒状样品尺寸

③ 依次开启冷却水，感应加热电源和定向凝固设备。缓慢增加加热电流，将样品加热至750℃，整个过程在氩气保护气氛中进行。

④ 升温至设定温度后保温30min后，按照预定的速度向下抽拉试棒。若定向凝固样品需要液淬，松开固定螺栓，使样品座与试棒一起迅速落入预先准备的

水槽中进行水淬。

⑤ 实验结束后，依次关闭感应加热电源和定向凝固设备，待温度降至300℃以下，关闭冷却水及保护气体。

该定向凝固系统具有以下几个特点：

① 试棒的夹持和密封。试棒下端依次套上鼓形铜垫和夹具上盖，通过螺纹的拧紧来实现试棒的紧固密封与夹持；定向凝固实验结束后，拧开夹具上盖，便可取出试棒。

② 夹具固定。通过固定支架上的固定螺栓顶住夹具，实现夹具的固定，并通过电机与传送机构带动固定支架上下移动，从而实现定向凝固过程中试棒的抽拉。

③ 水流量控制。通过控制冷却夹具中水流流量的大小，从而实现冷却速度的调节和控制。

2.2.3　定向凝固工艺参数确定

（1）温度梯度

图2-6为定向凝固加热部分的示意图，使用热电偶测量加热熔化区高度一半处的温度 T_2 及固−液前沿的温度 T_1，并记录两者之间的距离 h。则平均温度梯度 G_L 可用式（2-1）获得：

$$G_L = \frac{T_2 - T_1}{h} \qquad (2-1)$$

（2）抽拉速率

在温度梯度确定后，生长速率对定向凝固合金的组织形貌起关键性作用。在定向凝固实验中，实验测量的抽拉速率与合金的生长速率相等，本书研究生长速率在 $20 \sim 200 \mu m/s$ 范围内合金的组织演变过程。

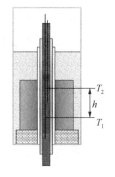

图2-6　温度梯度测量方法

2.3　合金组织形貌和织构分析

2.3.1　组织形貌分析

分别沿不同生长速率下定向凝固镁合金试棒的生长方向和垂直生长方向切取金相样品，首先将样品倒角，随后依次在150#、400#、600#、800#、1000#、

1200#、2000#砂纸上进行研磨至表面平整，然后依次采用2.5#、1.5#及0.5#金刚石抛光膏对样品进行抛光，直至样品表面在显微镜下没有划痕，然后用酒精迅速冲洗，冷风吹干。

定向凝固样品化学腐蚀使用的腐蚀剂为1%的草酸溶液。样品经固溶处理后采用的腐蚀试剂为苦味酸溶液，配比为：4.2g苦味酸+10mL乙酸+10mL蒸馏水+70mL无水乙醇。

金相观察所用的光学显微镜型号为ZEISS Axio Observer.Z1m。

X射线三维成像系统(XCT，Versa XRM-500)用于表征定向凝固样品的三维组织，测试样品沿定向凝固合金的生长方向切取，尺寸为ϕ3mm×10mm，样品表面打磨干净，无须腐蚀。

采用场发射扫描电子显微镜(FEI INSPECT F50)观察合金的显微组织、相分布及拉伸断口形貌等。

（1）相分析

采用型号为Plilips PW170的X射线衍射仪对合金进行相组成分析，XRD样品的尺寸为ϕ10mm×5mm，表面经1000#砂纸磨平即可。X射线衍射仪的工作参数为：试验电压为40kV，电流为110mA，采用CuK$_\alpha$线，扫描范围为15°~85°，扫描速度为1°/min。然后将获得的XRD图谱与ASTM卡片对比确定物相的组成。

（2）化学成分分析

采用ICP光谱仪分析镁合金的化学成分，从不同成分的合金样品上切取，样品状态为粉末或屑状，质量≥3g。

（3）DSC分析

采用差示扫描量热法(DSC)分析合金凝固过程中的相析出温度，样品经线切割加工成对角线不大于10mm，高度不超过3mm的薄片，加热和冷却速率均为10K/min，选用Ar气进行保护。

（4）枝晶间距测量

平行排列的枝晶之间的平均距离为一次枝晶间距，一次枝晶所产生的分枝之间的平均距离为二次枝晶间距。一次枝晶间距的测量可以在横截面，也可以在纵截面。本研究中采用截线法从纵截面上测量不同生长速率下定向凝固镁合金的一次枝晶间距。该方法是在金相组织照片中的不同位置划线，测量直线段的长度L，若直线段穿过柱状晶晶粒的个数为N，则$\lambda = L/N$，在相同倍数下选取多个视场，多次重复测量，取其平均值。

54

2.3.2　织构分析

采用 D8 DISCOVER X 射线衍射仪对定向凝固镁合金试棒进行织构分析，样品尺寸为 10mm×5mm×2mm，表面磨抛至镜面。采用 OXFORD INSTRUMENTS-HKL 公司的 EBSD 系统进行定向凝固镁合金晶粒取向分析。样品尺寸为 10mm×5mm×2mm，经电解抛光后进行分析，电解液为 10% 的高氯酸酒精溶液。EBSD 样品制备结束后，为避免样品表面氧化需得尽快测量。

（1）微区成分分析

使用 EMPA1610 电子探针分析合金微区成分，样品制备方法与金相样品制备方法相同。使用 EDS 分析技术，获得局部微区的化学成分信息。

（2）TEM 分析

采用透射电子显微镜（Tecnai G2 20）分析合金变形后产生的位错、孪晶及组织形貌等。透射样品制备方法为：线切割切取厚度 1mm 的样品，机械研磨至 80μm，采用冲样机得到直径为 3mm 的圆片，在水砂纸上继续研磨至 50μm，使用凹坑仪获得中心厚度不小于 10μm 的样品，最后使用离子减薄仪进行小角度减薄获得薄区。

2.4　力学性能测试

2.4.1　拉伸性能测试

棒状拉伸试样沿定向凝固镁合金生长方向截取，尺寸如图 2-7 所示。拉伸实验在 AG-100kNG 型材料实验机上进行，拉伸速率为 1mm/min，同一状态下至少进行 4 组重复实验，结果取平均值。

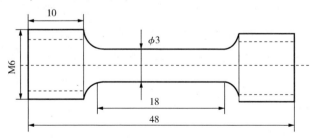

图 2-7　拉伸样品尺寸(单位：mm)

2.4.2　压缩性能测试

分别沿定向凝固试棒的生长方向和垂直生长方向获取样品，样品尺寸为 $\phi 3.6mm \times 5.4mm$，高径比为 1.5。压缩样品经过线切割和机械加工得到，要求上下表面平行且圆周面光洁，室温压缩试验在 GLEEBLE 3800D 热模拟实验设备上进行，样品加载方式与合金生长方向之间的关系如图 2-8 所示。为了方便后续实验现象描述及结果讨论中的描述，平行生长方向和垂直生长方向的样品分别使用符号 LD 及 TD 表示。

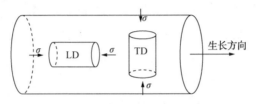

图 2-8　压缩样品取样示意图

2.4.3　弹性模量测试

分别沿定向凝固镁合金生长方向和垂直生长方向截取样品，保证样品上下表面平行，经研磨抛光后使用纳米压痕仪（Agilent G200）进行压痕实验，实验采用金刚石 Berkovich 压头。采用控制最大压深的方法，极限压深为 450nm，应变速率为 $0.05s^{-1}$，在最大载荷时稳定 10s。为了获得更可靠的实验结果，在不同样品表面上至少测试 16 个点。根据载荷-压深关系曲线及 Oliver-Pharr 方法，计算等效接触面积，获得弹性模量。

2.4.4　硬度测试

采用 HV-400 型维氏硬度计进行显微硬度测试。实验载荷为 50g，加载时间为 15s。同一条件下合金测试点不少于 5 个，且测试点之间的距离不小于 $500\mu m$，对测试结果取平均值即可得到该状态下合金的硬度值。

2.5　腐蚀与降解性能研究

采用浸泡实验和电化学测试方法考察合金的耐蚀性能。目前研究中镁合金生物医用性能的体外研究多用 SBF 溶液和 Hank's 模拟体液，由于 Hank's 模拟体液中含有葡萄糖，更接近与人体的生理环境，因此在定向凝固镁合金降解性能研究中选用 Hank's 模拟体液。腐蚀性能各向异性实验中选用的腐蚀介质为 0.9% NaCl 溶液。

浸泡实验及电化学测试中的腐蚀介质均使用分析纯化学试剂和去离子水配制。Hank's 溶液的成分见表 2-1，实验中采用恒温水浴控制腐蚀介质的温度，0.9% NaCl 溶液保持室温（25±0.5）℃，Hank's 溶液保持温度为（37±0.5）℃。Hank's 溶液的 pH 值需控制在 7.4±0.1，实验中使用 1mol/L 的 HCl 和 NaOH 进行 Hank's 溶液的 pH 值调节。

表 2-1　Hank's 溶液的成分及配比　　　　　　g/L

NaCl	KCl	CaCl$_2$	Na$_2$HPO$_4 \cdot 7H_2O$	MgSO$_4 \cdot 7H_2O$	NaHCO$_3$	KH$_2$PO$_4$	C$_6$H$_{12}$O$_6$
8	0.4	0.14	0.09	0.2	0.35	0.06	1

2.5.1　耐蚀性实验

将样品浸泡在腐蚀介质中，测量一定时间内合金因腐蚀引起的质量损失和析氢体积，以此来评估合金的耐蚀性能。研究中，浸泡实验按照 ASTM-G31-72 标准进行，为保证实验数据的可重复性，选用的试样总表面积（cm^2）与溶液体积（mL）比值为 1:100。

浸泡试样分别沿定向凝固镁合金平行生长取向和垂直生长方向截取，如图 2-9 所示。样品依照金相样品的制备方法进行打磨，研磨至 2000# 水磨砂纸后使用无水乙醇清洗，冷风下吹干。使用游标卡尺测量样品的长、宽、高，同一样品重复测量三次，计算样品的表面积，取其平均值。

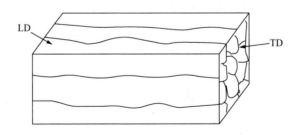

图 2-9　耐蚀性能测试表面示意图

合金的浸泡实验在图 2-10 所示的自制装置中进行，该装置主要由烧杯、漏斗和酸式滴定管组成。浸泡过程中以防溶液蒸发过快或落入杂质，使用保鲜膜覆

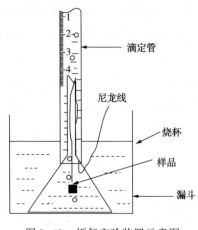

图 2-10 析氢实验装置示意图

图中标注：滴定管、尼龙线、烧杯、样品、漏斗

盖烧杯口部。在浸泡实验开始之前，先将漏斗与滴定管充满溶液，因此由腐蚀产生的气体将通过漏斗进入到滴定管中，置换出滴定管中原来的溶液。通过记录滴定管上溶液刻度的变化情况，可以测得收集到氢气的体积。为确保测得数据的可靠性，将测得的三组平行试样的结果取平均值。与其他腐蚀测试方法相比，析氢方法具有简单且易于操作的优点。另外，结果的换算可依据 1mL 氢气体积的析出近似对应 1.071mg 镁的腐蚀，析氢的速率可直接反应镁合金的腐蚀速率，理论与实际误差较小。

浸泡一定时间后将样品取出，使用去离子水清洗。为观察合金表面的腐蚀形貌，浸泡实验后的样品需使用铬酸(200g/L CrO₃+10g/L AgNO₃，铬酸溶液可以使腐蚀产物剥落，但不损伤表面的镁基体)去除样品表面的腐蚀产物，再用去离子水和酒精依次清洗，最后冷风吹干。

浸泡前后试样的质量需在高精密天平上称量(0.01mg)，同一状态的样品重复称重 3 次，取其平均值，以此计算浸泡前后试样的质量损失，合金的失重速率根据式(2-2)获得，从而对合金耐蚀性能进行评价。同一状态的合金样品至少进行 3 次重复试验，结果取平均值。

$$v_W = \frac{\Delta W}{At} \qquad (2-2)$$

式中　v_W——样品的腐蚀速率；

　　ΔW——样品腐蚀前后的质量变化；

　　A——浸泡样品的表面积；

　　t——浸泡时间。

采用 pH 计测量浸泡过程中腐蚀介质的 pH 值变化，每次测量尽可能选择同一位置，同一状态下测量三次，结果取平均值。浸泡过程中每 24h 更换一次溶液，且保证溶液体积和样品表面积之比不变。

2.5.2　电化学实验

电化学实验在 Zahner 公司产 Zennium 电化学工作站上进行，电化学极化曲线及阻抗谱测试中采用三电极体系：饱和甘汞电极为参比电极（RE）；铂片为辅助电极（CE）；被测样品为工作电极（WE）；三电极电化学体系实验装置示意图如图2-11所示。

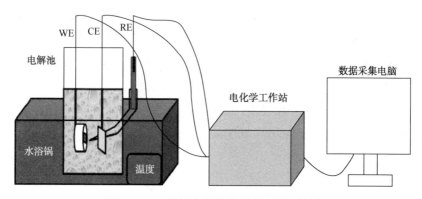

图 2-11　三电极电化学体系实验装置简图

分别沿定向凝固镁合金的生长方向和垂直生长方向获取样品，为方便导线连接，在样品边缘钻孔，孔径为 1mm，孔深为样品厚度的 1/3，导线选用漆包铜线。样品用环氧树脂密封，露出最大表面。试样研磨后在无水乙醇中进行超声清洗，并使用万能表测试其导通性。

极化曲线测量前试样需在溶液中浸泡，同时测量开路电位（OCP）随时间的变化曲线，待电位稳定后开始极化曲线测量。扫描速率为 0.33mV/s，腐蚀电流达到 1mA/cm² 时终止扫描。根据测量数据，采用 origin8.6 软件绘制电化学极化曲线，即 $E\text{-}\lg i$ 关系图。根据 Tafel 外推法获得相应的电化学参数，包括腐蚀电位（E_{corr}）和腐蚀电流密度（i_{corr}），不同状态合金对应的腐蚀速率可由式（2-3）获得：

$$v_i = 22.85 i_{corr} \qquad (2\text{-}3)$$

同样地，使用电化学工作站进行电化学阻抗谱（EIS）测量，测试前样品需要在开路电位下稳定 10min，测试频率范围为 100kHz～10mHz，振幅为 5mV。测量结束后，采用 Zsimp Win3.2 阻抗分析软件对测试数据进行处理和等效电路拟合，采用 Origin 8.6 软件绘制阻抗图谱，Bode 图等。每组实验在相同条件下至少重复 3 次。

2.5.3　腐蚀形貌观察

激光共聚焦 3D 显微镜（Olympus OLS4000）及表面形貌仪用于不同样品表面腐蚀形貌观察。

2.5.4 降解产物分析

采用 X 射线光电子能谱(XPS)设备分析镁合金在 Hank's 溶液中形成降解产物的化学组成及其含量随膜层深度的变化规律。所用的 X 发射光源为 AlK$_\alpha$ 射线,入射能为 1486.6eV,通过能为 50eV,功率为 150W,溅射速率为 0.2nm/s,溅射面积为 2mm×2mm。在溅射过程中,样品室气压始终低于 $6×10^{-8}$mbar。分别采用 C1s 和 XPS peak 4.1 软件对 XPS 谱线进行校正和处理。

采用傅里叶变换红外吸收光谱(FTIR)对合金降解产物的官能团结构进行分析,FTIR 扫描的波数范围为 $400\sim4000cm^{-1}$,分辨率为 $4cm^{-1}$。

3 定向凝固镁合金的组织演变

在一定温度梯度下，本章首先研究生长速率和合金元素含量对定向凝固 Mg-Zn 合金组织形貌的影响，确定该研究条件下 Mg-Zn 合金组织形貌演变的规律和组织发生胞枝转变的晶界条件，分析定向凝固镁合金组织演变的机理。其次，使用截线法研究生长速率和合金元素含量对定向凝固 Mg-Zn 合金组织间距的影响规律，通过对比经典模型计算的结果和实验研究结果，对定向凝固 Mg-Zn 合金组织间距的演变过程进行理论分析。最后，研究生长速率和合金元素含量对定向凝固 Mg-Zn 合金织构分布和择优生长取向的影响，并对其进行理论分析。以上述研究结果为制备具有特定组织形貌和生长取向的生物医用定向凝固镁合金提供实验依据和技术参考。

3.1 Mg–Zn 合金的定向凝固组织

根据 Fourier 方程，定向凝固过程中的热平衡关系以及能量守恒方程可以得到单向凝固界面处的温度梯度 G_L：

$$G_L = \frac{1}{k_L} \left[\frac{2h(T-T_0)a}{vr} - \rho_s Lv \right] \tag{3-1}$$

式中，反映了生长速率 v、圆柱形铸件横截面尺寸 r 以及换热系数 h 会对 G_L 产生影响，即在铸件尺寸 r 一定时，定向凝固组织形貌同时受到温度梯度 G_L 和生长速率 v 共同决定，如图 3-1 所示。

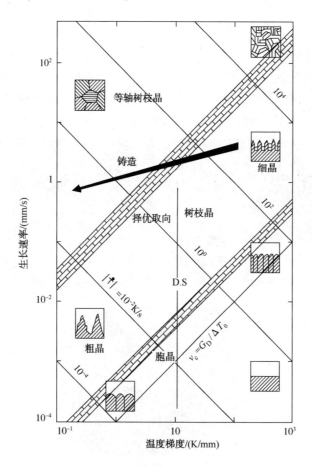

图 3-1　生长速率和温度梯度对合金组织特征的影响

63

3.1.1　生长速率对定向凝固 Mg-Zn 合金组织形貌的影响

温度梯度 G_L 与生长速率 v 是影响晶体生长形态选择和演化的重要参数。成分过冷理论指出，$G_L \cdot v$ 的值为冷却速率，决定形成微观组织的尺寸大小；G_L/v 值则影响固-液界面的形态，随着 G_L/v 值逐渐减小，固-液界面的形状发生变化导致界面失稳，逐渐发展为胞晶、柱状树枝状甚至等轴晶。本章在一定温度梯度下制备定向凝固 Mg-x% Zn(x=2、4、6)合金，考察生长速率对合金凝固组织形貌的影响。定向凝固制备中平均温度梯度为 13K/mm，生长速率在 20~200μm/s 范围内。

图 3-2 为普通铸造条件下 Mg-x% Zn(x=2、4、6)合金的光学显微组织。从图中可以看出，普通凝固条件下镁合金的晶粒均为等轴晶，第二相沿晶界析出。且合金中晶粒取向随机，主要是因为凝固过程中热流方向不一致，造成枝晶向各个方向任意生长，排列无规则。此外，随着 Zn 含量增加，合金晶粒尺寸减小，原因在于凝固过程中存在溶质再分配，Zn 元素富集在固/液界面前沿，产生成分过冷。成分过冷增大，形核率增加，同时阻碍晶粒的长大，晶粒尺寸减小。

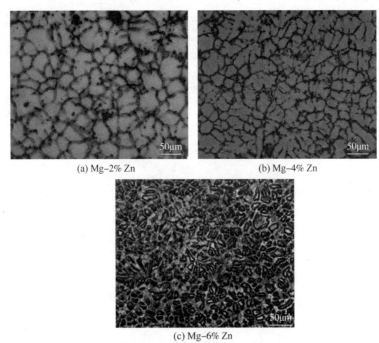

(a) Mg-2% Zn　　　　　　　　(b) Mg-4% Zn

(c) Mg-6% Zn

图 3-2　普通铸造条件下 Mg-Zn 合金的光学显微组织

为了能够直观地观察定向凝固 Mg-Zn 合金的组织形貌，研究中首先采用 X 射线三维成像系统(XCT)对生长速率为 120μm/s 的定向凝固 Mg-4% Zn 合金进行三维组织形貌表征，实验结果如图 3-3 所示。从图 3-3(a)可以看出：在该凝固条件下定向凝固 Mg-4% Zn 合金的组织为典型的柱状枝晶，且凝固组织沿着生长方向规则有序，稳定地分布。图 3-3(b)更加清楚地显示出枝晶组织沿生长方向规程分布。垂直生长方向的截面上合金组织表现为不规则的多边形，如图 3-3(c)所示。

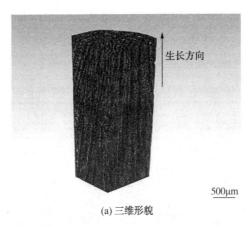

(a) 三维形貌

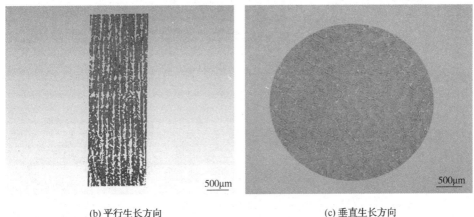

(b) 平行生长方向　　　　　　　　　　　(c) 垂直生长方向

图 3-3　XCT 观察定向凝固 Mg-4% Zn 合金($v = 120\mu m/s$)的组织形貌

　　图 3-4 为光学显微镜下定向凝固 Mg-2% Zn 合金的凝固组织，可以看出不同生长速率下合金组织均由取向一致的柱状晶组成，横向晶界完全消失，且随着生长速率增大，合金组织的生长方向与抽拉方向之间的夹角逐渐减小。由于 Mg-Zn 合金中溶质的平衡分配系数 $k_0 < 1$，即固相排出的溶质会由固-液界面向液相中扩

散，在固/液界面前沿形成溶质富集，产生成分过冷。由于成分过冷区较小，界面前沿凸出的部分不能持续生长，因此界面表现为胞状组织，如图 3-4(a)所示。当生长速率增大到 60μm/s 时，冷却速率增大，晶粒数目增多，胞晶组织明显细化，且伴有少量的尖端开裂[图 3-4(b)]。生长速率增大到 120μm/s 时，由于 G_L/v 值进一步减小，界面扰动幅度增大，界面稳定性降低，组织呈现胞枝混合晶[图 3-4(c)]。继续增大生长速率到 200μm/s 时，G_L/v 值变得更小，界面前沿成分过冷区域增大，凝固组织为柱状树枝晶，不发达的二次枝晶依附在一次晶轴的旁侧，如图 3-4(d)所示。因此，在温度梯度为 13K/mm，生长速率由 20μm/s 增大到 200μm/s 时，定向凝固 Mg-2% Zn 合金生长速率，合金的组织表现出粗胞晶→细胞晶→胞枝晶→柱状枝晶的演变过程。

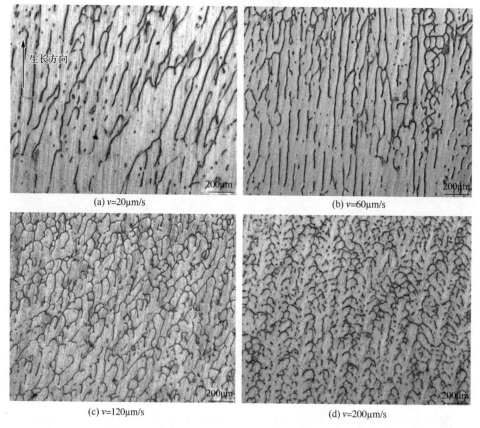

(a) v=20μm/s

(b) v=60μm/s

(c) v=120μm/s

(d) v=200μm/s

图 3-4　不同生长速率下定向凝固 Mg-2% Zn 合金沿生长方向的组织形貌

　　图 3-5 为不同生长速率下定向凝固 Mg-2% Zn 合金垂直生长方向截面上的组织形貌。在生长速率分别为 20μm/s 和 60μm/s 时，组织表现为不规则的多边形，如

66

图3-5(a)和图3-5(b)所示，且随生长速率增大晶粒尺寸减小。当生长速率增大到120μm/s时，晶粒相貌呈类花瓣状，晶粒的长径比增大[图3-5(c)]，随着生长速率增大至200μm/s时，晶粒进一步细化[图3-5(d)]。即随着生长速率的增大，定向凝固Mg-2%Zn合金垂直生长方向表面的组织形貌由多边形→类花瓣状演变。

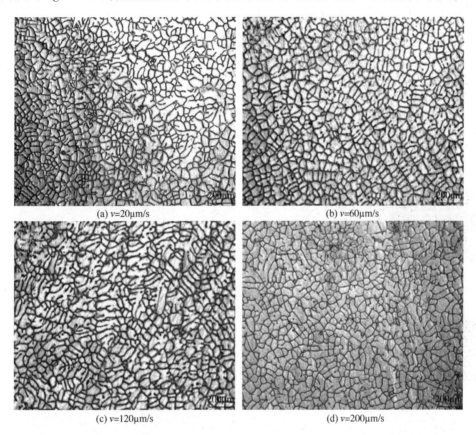

(a) v=20μm/s   (b) v=60μm/s

(c) v=120μm/s   (d) v=200μm/s

图3-5　不同生长速率下定向凝固Mg-2%Zn合金垂直生长方向的组织形貌

在定向凝固过程中，固/液界面前沿的溶质原子含量也会对成分过冷产生影响，进而影响合金的凝固组织形貌和组织演变过程。为此，增加Zn元素含量，在相同的凝固条件下研究定向凝固Mg-4%Zn合金的组织演变规律。由图3-6(a)可以看出定向凝固Mg-4%Zn合金在生长速率为20μm/s时，组织形貌表现为柱状胞晶，但与相同凝固条件下的Mg-2%Zn合金相比，胞晶间距显著减小。当生长速率增大为60μm/s时，由于G_L/v值减小，固/液界面的稳定性降低，合金组织形貌表现为胞枝混合晶，表明凝固组织已经发生了胞-枝转变，如图3-6(b)所示，且与相同凝固条件下的Mg-2%Zn合金相比，胞-枝转变过程提前发生。当生长速率增大到 $120\mu m/s$ 时，G_L/v 值进一步减小，凝固组织表现为典型的柱状树枝晶，如图 3-6(c)所示。生长速率为 $200\mu m/s$ 时，柱状树枝晶的间距显著减小，如图 3-6(d)所示。

综上所述，生长速率在 $20\sim200\mu m/s$ 范围内，定向凝固 Mg-4% Zn 合金的组织形貌发生柱状胞晶→胞枝混合晶→粗柱状树枝晶→细柱状树枝晶的演变，与相同凝固条件下的 Mg-2% Zn 合金相比，胞-枝转变提前发生。

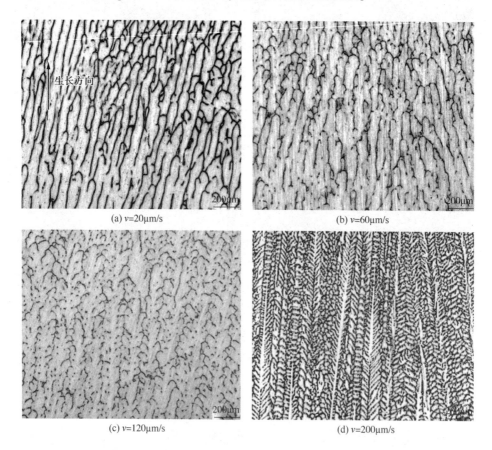

图 3-6　不同生长速率下定向凝固 Mg-4% Zn 合金平行生长方向的组织形貌

垂直生长方向上，生长速率为 $20\mu m/s$ 时定向凝固 Mg-4% Zn 合金的组织呈多边形，如图 3-7(a)所示。随着定向凝固组织发生胞-枝转变，合金横截面组织由多边形向花瓣状转变，如图 3-7(b)所示。随着生长速率增大，晶粒的长径比增大，如图 3-7(c)和图 3-7(d)所示。

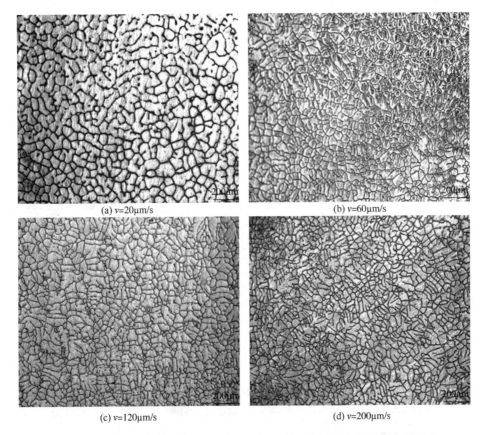

(a) v=20μm/s   (b) v=60μm/s

(c) v=120μm/s   (d) v=200μm/s

图 3-7　不同生长速率下定向凝固 Mg-4% Zn 合金垂直生长方向的组织形貌

图 3-8 为定向凝固 Mg-6% Zn 合金在不同生长速率下沿生长方向和垂直生长方向的组织形貌图。对于 Mg-6% Zn 合金，Zn 元素含量增加，固-液界面前沿的成分过冷进一步增大。因此，在生长速率为 20μm/s 时，合金组织就表现为胞枝混合形貌。随着生长速率增大到 60μm/s，组织已完全表现为柱状枝晶；继续增大生长速率，柱状枝晶间距减小。可见，定向凝固 Mg-6% Zn 合金随生长速率不断增大组织形貌由胞枝晶→粗枝晶→细枝晶演变。

3.1.2　胞-枝转变临界生长速率分析

由定向凝固 Mg-Zn 合金的组织形貌分析其演变过程，可以得到，Mg-2% Zn 合金组织在生长速率 60μm/s<v<120μm/s 范围内发生胞-枝转变，Mg-4% Zn 合金胞-枝转变速率在 20μm/s<v<60μm/s 范围内，而 Mg-6% Zn 合金发生胞-枝转变的生长速率 v<20μm/s。由此可见增加 Zn 元素含量，可以促进合金的胞-枝转变过程。

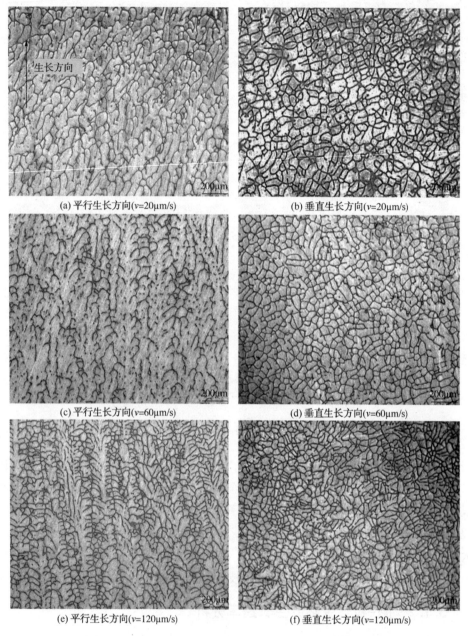

(a) 平行生长方向(v=20μm/s)

(b) 垂直生长方向(v=20μm/s)

(c) 平行生长方向(v=60μm/s)

(d) 垂直生长方向(v=60μm/s)

(e) 平行生长方向(v=120μm/s)

(f) 垂直生长方向(v=120μm/s)

图 3-8　不同生长速率下定向凝固 Mg-6% Zn 合金的组织形貌

常用预测二元合金胞-枝转变临界速率 v_{c-d} 的 Kurz-Fisher 模型表达为：

$$v_{c-d} = \frac{G_L D_L}{\Delta T k_0} = \frac{G_L D_L}{m C_0 (k_0 - 1)} \tag{3-2}$$

式中　D_L——溶质元素的扩散系数；

　　　ΔT——凝固温度区间；

　　　C_0——合金的初始溶质浓度。

Mg-Zn 合金的相关物性参数列于表 3-1 中，根据式(3-2)带入相应的参数，可以计算得到不同 Zn 含量 Mg-Zn 合金的胞-枝转变临界速率，分别为 $v_{\text{c-d(Mg-2\% Zn)}} = 100.2\,\mu\text{m/s}$、$v_{\text{c-d(Mg-4\% Zn)}} = 50.1\,\mu\text{m/s}$ 以及 $v_{\text{c-d(Mg-6\% Zn)}} = 25.5\,\mu\text{m/s}$。计算结果落在不同合金组织形貌分析得到胞-枝转变速率范围之内。

表 3-1　Mg-Zn 合金的热物性参数

参数	符号	单位	数值
液相线斜率	m	K/%	−6.04
平衡分配系数	k	—	0.12
溶质扩散系数	D_L	m^2/s	8.2×10^{-8}
Gibbs-Thomson 系数	$\varGamma$	m·K	3.3×10^{-8}

图 3-9 为生长速率为 $50\,\mu\text{m/s}$ 时定向凝固 Mg-4% Zn 合金的组织形貌。可以看出，合金组织为间距细小的胞状晶，但胞晶尖端有不同程度的凸起。在生长速率为 $60\,\mu\text{m/s}$ 时，Mg-4% Zn 合金的凝固组织为胞枝混合晶，说明生长速率 $v>50\,\mu\text{m/s}$ 时合金会发生胞-枝转变，这与 Kurz-Fisher 模型计算结果相吻合。即在本研究条件下 Kurz-Fisher 模型可用来预测 Mg-Zn 的胞-枝转变临界速率，这为实验参数的选定提供理论参考。

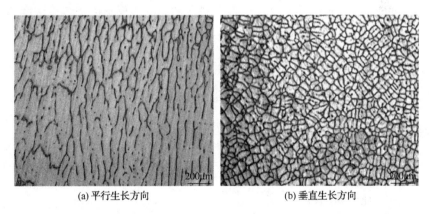

(a) 平行生长方向　　　　　　　　　(b) 垂直生长方向

图 3-9　定向凝固 Mg-4% Zn 合金生长速率为 $50\,\mu\text{m/s}$ 时的组织形貌

3.1.3　定向凝固组织形貌演变过程分析

综合以上组织形貌观察，不同生长速率下定向凝固 Mg-Zn 合金组织形貌的演变过程可由简图 3-10 描述：平行生长方向上，在生长速率较小时，组织形貌表现为粗大的柱状胞状晶，随生长速率增大，凝固组织发生胞-枝转变，表现为胞枝混合晶，进一步增大生长速率，凝固组织演变为柱状树枝晶。在垂直生长方向的表面上，组织会由不规则的多边形向花瓣状转变，且 Zn 元素含量增加，能够促进合金的胞-枝转变过程；在胞状晶或柱状枝晶生长范围内，随着生长速率增大，组织间距减小。

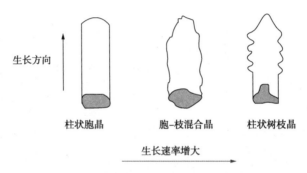

图 3-10　定向凝固 Mg-Zn 合金的组织形貌演变过程

根据界面稳定性理论：凝固过程中发生溶质再分配，溶质原子会在固-液界面前沿富集，溶质富集产生的成分过冷不利于界面稳定，是平界面失稳的主要原因。而温度梯度一定时，生长速率对成分过冷的影响主要是由于溶质浓度分布的改变产生的。不同生长速率下，固-液界面前沿溶质分布决定的温度可由式（3-3）表示：

$$T_L(x) = T_A + mC_0\left(1 + \frac{1-k_0}{k_0}e^{-\frac{v}{D_L}x}\right) \tag{3-3}$$

而距离界面 x 处的熔体的实际温度 T 可表示为：

$$T = T_A - \frac{mC_0}{k_0} + G_L x \tag{3-4}$$

式中　T_A——纯金属的熔点。

根据式（3-3）和式（3-4），并结合 Mg-Zn 合金的物性参数，使用 Matlab 可以计算得到不同生长速率下定向凝固 Mg-4% Zn 合金界面前沿的温度分布，如图 3-11所示。

72

由上图可知，在合金成分和温度梯度一定时，随着生长速率增大，固-液界面前沿的成分过冷区增大。当 $v>v_c$（平界面失稳的临界速率）时，固-液界面前沿就会出现成分过冷，界面上偶有的凸起进入过冷区长大，但由于成分过冷太小，凸起的部分不能较大伸展，因此在界面上形成了胞状组织；随着生长速率增大时，固/液界面前沿的成分过冷区增大，凸起部分可以继续伸向过冷液相中生长，

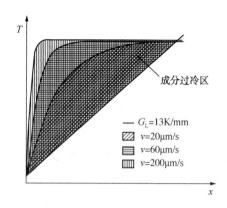

图 3-11　不同生长速率下定向凝固 Mg-4% Zn 合金固-液前沿的成分过冷区

并且不断地向周围排出溶质，溶质不仅在界面前沿富集，还发生侧向扩散，相邻凹谷部分由于溶质扩散较难，又有凸起部分排出溶质的不断流入形成了较大的溶质富集，使得胞晶间距减小；当生长速率进一步增大，界面稳定性降低，胞晶边缘上偶有的凸起便会稳定生长，从而出现胞-枝混合晶组织；继续增大生长速率，固/液界面前沿的成分过冷甚大，凸起前端能够深入过冷液相中并以较大速率生长，同时侧面分枝生长成为二次枝晶臂，表现为典型的枝晶组织。界面前沿成分过冷越大，枝晶臂的粗化时间越短，二次枝晶臂的生长受到抑制，组织间距较小，枝晶细化。

3.2　定向凝固 Mg-Zn 合金生长取向研究

织构经过多年的发展已成为一门新兴的科学而受到人们的广泛关注。广义上来说，某种具有择优取向的结构称为织构，其特点之一是晶粒的微观取向可以在宏观某方向上得到表现，从而显示了微观取向和宏观某方向的统一，表现出性能的各向异性。定向凝固织构作为其中具有代表意义的分支，采用强制手段在特定方向建立起温度梯度，使熔体沿着与热流相反的方向凝固，最终获得具有特定取向的柱状晶，形成铸造织构，从而满足性能在某个方向的择优的要求。

晶体的生长受到很多因素的影响，其中包括动力学因素如表面能和体积能、热力学因素如热传导以及结晶学因素如晶体生长的几何模型，这三种因素共同影响着晶体的生长，只是在不同的条件下，可能由某种因素占主导地位。不同的影

响因素将决定晶体的生长形态和方向。从宏观角度研究定向凝固固-液界面生长，研究工作者从温度场角度提出了比较精确的理论模型，建立了温度梯度、冷却速率和凝固速率之间的数学关系，指出枝晶轴的生长方向可以决定定向凝固织构轴的方向，从这个角度出发，可以通过控制凝固参数，生长出稳定的枝晶组织，就能获得比较理想的定向凝固织构。但是定向凝固生长的织构是一种很强的织构，不仅某一晶向沿特定方向排列，还有晶面也会沿某一特定的原子面排列。所以在研究枝晶沿定向凝固方向生长的同时，还必须考虑到晶面的生长。

对于不同的金属材料，国内外研究工作者进行了大量研究，结果指出：面心立方以及体心立方晶体总是沿<100>方向择优生长，而关于密排六方晶体的研究较少，且研究结果比较分散。比如，研究中发现密排六方的 Zn 和 Cd 的择优取向为<$10\bar{1}0$>和<$11\bar{2}0$>。在镁合金枝晶生长方向的研究中，Pettersen 等人得到<$11\bar{2}0$>和<$22\bar{4}5$>两种择优取向的样品，表明镁合金的择优生长方向与凝固条件相关。近年来，清华大学熊守美教授课题组基于同步辐射 X 射线断层扫描实验和 EBSD 晶向标定，系统研究了多种二元镁合金的生长方向，结果表明镁合金的生长取向受到合金元素的晶体结构和含量的影响，镁合金会存在<$11\bar{2}0$>、<$11\bar{2}3$>及<$11\bar{2}1$>三种择优取向。本书研究中的采用的合金元素、元素含量、温度梯度及生长速率与前期研究报道中的均有差异，为了方便后期力学性能和腐蚀性能等研究结果讨论和分析，需要对本实验条件下定向凝固 Mg-Zn 的生长取向进行定性表征。

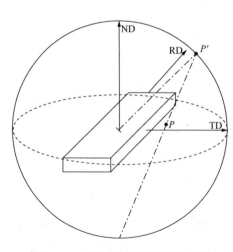

图3-12　极射赤道平面投影示意图

本书首先通过 X 射线扫描得到不同晶面的极图。极图是描述多晶材料织构状态的极射赤面投影图，它是通过将多晶材料中的某特定晶面簇的法线向试样的某个外观特征面作极射赤面投影得到的。极射赤道平面投影原理如图 3-12 所示，其原理如下所述：投影球的赤道大圆平面与被测平面重合，三个特征方向与投影球直径重合，设定位于球心的晶体的被测晶面法线与上半球面的交点为 P'，由投影球南极点向 P' 点做出一条直线，直线与赤道平面的交点为 P，那么 P 点称为被测晶面的极射赤面投影。将所有晶面投影到极射投影平面上的点连接起来就构成正极图。

图 3-13 为不同生长速率下定向凝固 Mg-4% Zn 合金 $\{0002\}$、$\{10\bar{1}0\}$ 及 $\{10\bar{1}1\}$ 晶面的极图。从图中可以看出：在不同生长速率下合金的 $\{0002\}$ 晶面上均有最大的织构强度，且最大极密度分别为 33.68、14.92 和 23.67，而 $\{10\bar{1}0\}$ 及 $\{10\bar{1}1\}$ 晶面上取向投影点分布分散且随机。表明在本研究的实验条件下定向凝固 Mg-4% Zn 合金沿生长过程的表面与 $\{0002\}$ 晶面平行，且不受合金生长速率的影响。

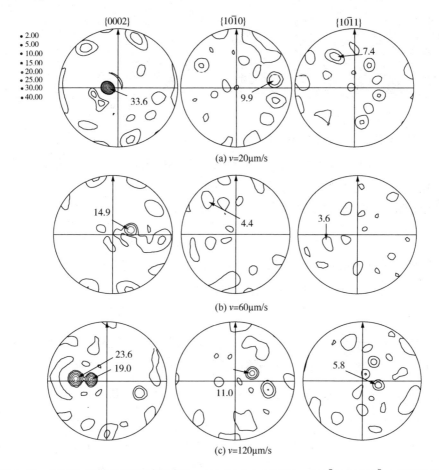

图 3-13　不同生长速率下定向凝固 Mg-4% Zn 合金 $\{0002\}$、$\{10\bar{1}0\}$ 及 $\{10\bar{1}1\}$ 晶面极图

使用 EBSD 分别扫描生长速率为 120μm/s 时定向凝固 Mg-4% Zn 合金平行生长方向和垂直生长方向表面上的晶粒取向分布，如图 3-14 所示。图中晶粒的颜

色与球面三角形中所示的晶带轴一致。图 3-14(a)表明合金中晶粒的 c 轴大致垂直于生长方向，即平行生长方向表面主要分布{0002}晶面，与 XRD 织构分析结果一致。垂直于生长方向的样品表面上晶粒主要为{10$\bar{1}$0}及{11$\bar{2}$0}锥面，如图 3-14(b)所示。

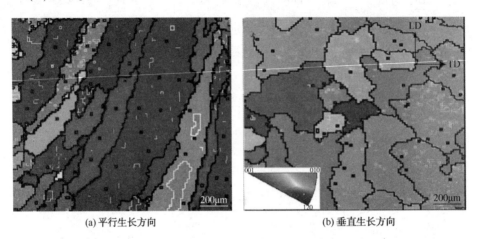

(a) 平行生长方向   (b) 垂直生长方向

图 3-14　定向凝固 Mg-4% Zn 合金($v=120\mu m/s$)中的晶粒取向分布

XRD 织构分析及 EBSD 晶粒取向分布测试结果均表明：在本研究条件下定向凝固 Mg-Zn 合金平行生长方向的表面主要为{0002}晶面。

TEM 分析定向凝固组织的生长方向(图 3-15)，入射电子束方向平行于合金的生长方向，衍射花样标定结果显示合金沿<11$\bar{2}$0>方向生长，且不同组织形貌合金的 TEM 衍射花样一致。基于 XRD、EBSD 及 TEM 分析结果：定向凝固 Mg-4% Zn 合金沿<11$\bar{2}$0>方向择优生长，并沿生长方向形成{0002}基面织构。

现有研究对镁合金生长取向的分析大多都是基于 Mg 的晶体学结构特点，首先基于 Bravis 法则，枝晶会沿着晶体密排面围成的角锥体的主轴方向优先生长。在 Mg 中可以通过加入次密排面{10$\bar{1}$1}来解释<11$\bar{2}$0>择优取向。如图 3-16 所示，阴影部分为{10$\bar{1}$1}晶面，四个{10$\bar{1}$1}面围成角锥体的主轴方向即为<11$\bar{2}$0>方向。此外，Chadwick 的硬球模型中认为晶体的生长和最终形状会受到晶面密排度和点阵密排度的影响，通过模型计算以及固体物理的相关理论能够解释镁合金{0002}晶面上<11$\bar{2}$0>的择优取向。

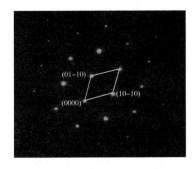

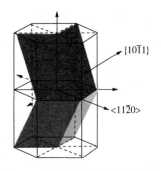

图 3-15　定向凝固 Mg-4% Zn 合金垂直生长　　图 3-16　镁合金择优生长方向
　　　　方向表面 TEM 衍射图谱

定向凝固过程中合金的某些特定晶面平行于凝固进行的方向，即热流方向，定向凝固过程中晶体生长所释放出的热信息，凝固后的组织中残留下来的生长过程中的信息，都是研究晶体生长所需要的信息，对于定向凝固织构的形成机理研究有非常重要的作用。

合金凝固过程中温度场的分布强烈影响着组织形貌和生长方向，定向凝固条件下温度场的分布是相对稳定的，温度梯度是影响组织生长的主要因素之一，因此，笔者从传热过程分析镁合金的择优生长机理。在定向凝固过程中，固-液界面处的热量主要有两个来源：①合金凝固过程中释放的结晶相变焓；②熔体在冷却过程中释放的热量。熔体发生定向凝固的基本条件为：固-液界面前沿存在正的温度梯度，且熔体周围持续保温确保界面前言始终存在正的温度梯度。所以，固-液界面前言的热量需要全部从固相传出，此时热量的传导主要受到两个因素的影响：一个是沿传导方向的温度梯度；另一个是该方向上的原子线密度，即单位长度所含的原子个数。传导方向上温度梯度越大，传导过程越容易进行，原子线密度越大，结晶相变焓释放越多，该晶向上对热传导的阻碍越严重。因此，可以依据这两个因素探讨定向凝固镁合金的择优取向。

镁及镁合金属于密排六方晶系（hcp），依据其晶体学结构特征，晶胞中有两个原子，但是这两个原子的质量相同并且质心基本重合。因此，可以根据一维声子传热模型分析定向凝固过程中的热量传递，一维传热模型的色散关系如式（3-5）所示：

$$\omega = 2\sqrt{\frac{\beta}{m}}\sin\frac{1}{2}aq \qquad (3-5)$$

式中　q——波矢；

β——恢复力系数；

a——相邻原子间距。

结合玻尔兹曼统计理论及晶体结构特征，得到温度梯度与原子间距的关系表达式：

$$\frac{\partial T}{\partial a}=\frac{nh}{k_B}\sqrt{\frac{A}{(B+1)(B+2)}}a^{-\frac{B+2}{2}}q\cos\frac{1}{2}aq \qquad (3-6)$$

式中 h——普朗克常量；

k_B——玻尔兹曼常数；

A——常数；

B——玻恩数。

从式(3-6)可以看出温度梯度会随着相邻两个原子间距的减小而增大。在密排六方晶系中，相邻原子间距沿$<11\bar{2}0>$方向最小，所以温度梯度在该方向上最大。另外一方面，相邻两个原胞之间的线密度沿着$<11\bar{2}0>$方向最小，原子沿着$<11\bar{2}0>$方向排列时热传导阻力最小。综述以上分析，$<11\bar{2}0>$方向有利于原子的生长，因此镁合金在定向凝固过程中会沿着该方向形成择优取向。

3.3 定向凝固 Mg-Zn 合金相分析

图 3-17 为定向凝固 Mg-x% Zn(x = 2、4、6)合金的 XRD 衍射谱图。从图中可以看出 Mg-2% Zn 合金的图谱上仅存在 α-Mg 的衍射峰。这是由于 Zn 元素含量低，几乎全部溶入了 Mg 晶胞，第二相甚少，在分析中未能检测到。Zn 元素含量为 4%时，第二相的数量增加，衍射谱中出现第二相的衍射峰。Zn 元素含量进一步增加，第二相的衍射峰增强。采用 Jade 6 进行物相标定，合金中的第二相为 $MgZn_2$。

根据 Mg-Zn 合金二元相图(图 3-18)，在平衡条件下，实验合金均不发生共晶反应，但在实际凝固过程中由于溶质原子不能均匀扩散，会在固/液界面前沿偏聚从而发生非平衡凝固。达到共晶温度时，剩余液相发生如下共晶反应：L $\longrightarrow \alpha$-Mg+$Mg_{51}Zn_{20}$。研究报道中指出 $Mg_{51}Zn_{20}$ 是一种亚稳相，极容易发生分解。根据 Wei 等人的研究指出，在温度较低时，$Mg_{51}Zn_{20}$ 亚稳相的分解产物为 $MgZn_2$ 和 α-Mg。因此，研究合金中存在的 $MgZn_2$ 相是由 $Mg_{51}Zn_{20}$ 分解所得。

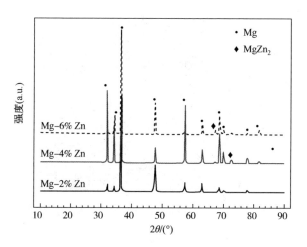

图 3-17　Mg-Zn 合金的 XRD 衍射图谱

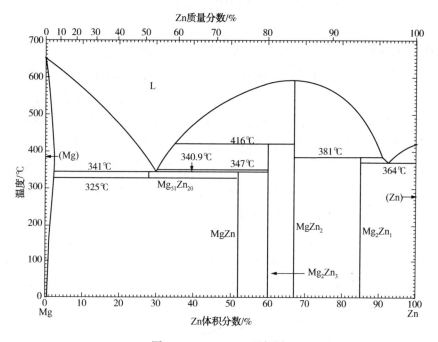

图 3-18　Mg-Zn 二元相图

对不同合金中的相形貌进行 SEM 观察，Mg-6% Zn 中除了 $MgZn_2$ 相外还有微小第二相出现。为此，采用 TEM 对 Mg-6% Zn 合金进行观察，结果表明合金中有少量的共晶组织(图 3-19)。Zn 含量增大到 6%，合金共晶反应生成的 $Mg_{51}Zn_{20}$ 亚稳相更多，合金中残余少量的残余共晶组织。因此，Mg-6% Zn 合金中除了 $MgZn_2$ 相，还存在少量的共晶组织。

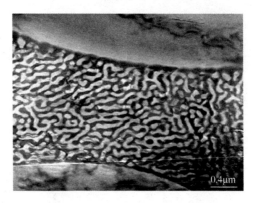

图 3-19　定向凝固 Mg-6% Zn 合金中共晶组织的 TEM 照片

3.4　生长速率对枝晶间距的影响

枝晶间距是描述合金定向凝固组织的一个重要特征尺度，对定向凝固合金的性能会有很大的影响。实验研究中采用截线法，利用 Image J 软件对不同生长速率下定向凝固 Mg-4% Zn 合金的枝晶间距进行测量，其原理和方法如第 2 章实验部分所述，统计结果如图 3-20 所示。当生长速率由 20μm/s 增大到 60μm/s 时，枝晶间距从 115.4μm 增大到 143.8μm，这主要是因为在生长速率大于 50.1μm/s 时合金组织发生胞-枝转变。在胞-枝转变过程中胞晶端部变得尖锐，有更多的溶质会向侧面扩散，导致胞晶间区域的溶质富集越来越多，形成了一个较大的固液两相区，从而使得一次枝晶间距明显增大。当生长速率增大到 80μm/s 时，凝固组织完全转变为柱状树枝晶，枝晶间距为减小为 123.6μm。随着生长速率进一步增大，枝晶间距减小，当生长速率为 200μm/s 时，枝晶间距减小为 97.4μm。在柱状树枝晶生长范围内一次枝晶间距 λ 与生长速率 v 之间的变化关系可以使用式(3-7)拟合方程来表达：

$$\lambda = 505.96v^{-0.283} \tag{3-7}$$

根据 Trivedi 枝晶生长理论，在定向凝固过程中，枝晶尖端的曲率半径 r 与生长速度 v 之间的关系可由式(3-8)表示：

$$r = 2G_L D_L^2 (1-k_0) / [k_0 \Delta T R^2 (1 - G_L D_L / \Delta T v)] \tag{3-8}$$

从式(3-8)可以看出，枝晶尖端的曲率半径 r 值会随着生长速率 v 的增大而减小。当生长速率 v 增大时，固-液界面前沿的成分过冷增大，界面的稳定性降低，界面前沿原来的动态平衡被破坏。此时只有减小枝晶生长前沿的曲率半径 r，

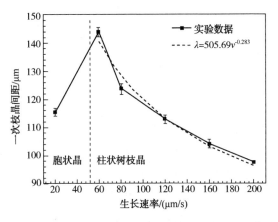

图 3-20　定向凝固 Mg-4% Zn 合金一次枝晶间距随生长速率的变化曲线

促使组织分枝细化，界面前沿才能够再次到达新的动态平衡。因此，当合金的生长速率处于胞晶或者柱状枝晶生长范围内时，随着生长速率 v 增大，合金组织间距 λ 减小。

　　同样利用截线法对不同生长速率下的定向凝固 Mg-2% Zn 及 Mg-6% Zn 合金进行枝晶间距测量，使用 origin 软件处理测量结果，并得到枝晶间距随生长速率变化的关系曲线，如图 3-21 所示。图中虚线为本实验条件下定向凝固 Mg-2% Zn 及 Mg-6% Zn 合金发生胞-枝转变的临界速率，从图中可以看出定向凝固组织的枝晶间距随生长速率的变化趋势与 Mg-4% Zn 合金的研究结果一致，即定向凝固镁合金发生胞-枝转变的过程中，枝晶间距增大，在胞状晶或柱状枝晶生长范围内随着生长速率增大，枝晶间距减小。

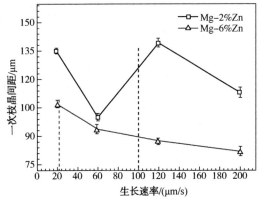

图 3-21　定向凝固 Mg-(2、6)% Zn 合金一次枝晶间距随生长速率变化曲线

对于枝晶间距的理论分析，常用的模型有 Hunt 模型、Kurz-Fisher 模型以及 Trivedi 模型等。Hunt 模型利用了 Brower 等提出的理论，采用最小过冷原理，允许相邻枝晶在扩散领域相互作用，从而建立了微观组织尺寸与凝固参数之间的关系，如式(3-9)所示：

$$\lambda = 2.83 \left[m(k-1)D_L \Gamma \right]^{0.25} C_0 v^{-0.25} G_L^{-0.5} \tag{3-9}$$

Kurz-Fisher 模型中假设柱状晶尖端是半椭球体，将孤立枝晶稳态扩散场的结果与临界稳定性原理结合，得到以 v_c/k 为界，在低速区和高速区枝晶尖端不同的结果，在 $v > v_c$（v_c 为平界面失稳的临界速率）时：

$$\lambda = 4.3 \left[m(k-1)D_L \Gamma / k^2 \right]^{0.25} C_0^{0.25} v^{-0.25} G_L^{-0.5} \tag{3-10}$$

Trivedi 模型考虑到外部施加正的温度梯度，在枝晶尖端应用了稳定性原理，认为枝晶尖端处于成分过冷不稳定效应和界面张力稳定效应的平衡之中，以此为基础对 Hunt 模型进行修正：

$$\lambda = 2.83 \left[m(k-1)D_L \Gamma L \right]^{0.25} C_0^{0.25} v^{-0.25} G_L^{-0.5} \tag{3-11}$$

式中　L——与谐波扰动有关的常数。

根据上述理论模型，结合 Mg-Zn 合金的物性参数（表 3-1），计算定向凝固 Mg-4% Zn 合金的枝晶间距随生长速率的变化曲线，如图 3-22 所示。可以看出：根据 Hunt 模型和 Kurz-Fisher 模型所得的计算值与实验测量值偏差较大，而 Trivedi 模型计算结果与实验数据吻合较好。

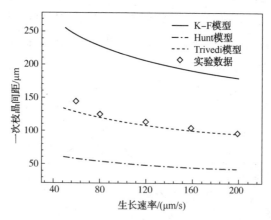

图 3-22　定向凝固 Mg-4% Zn 合金一次枝晶间距实验值与理论模型对比

Trivedi 模型中考虑了外加温度场的影响，同时也引入了参数 L，该参数是取决于扰动谐波数 l 的常数，而谐波数 l 与界面能相关，在枝晶生长过程中起着支配作用。此外，界面稳定性理论指出：固/液界面前沿存在的正的温度梯度以及界面能有利于界面的稳定性，但是界面前沿的溶质富集会引起成分过冷，不利于界面稳定。Trivedi 模型中综合考虑了成分过冷的不稳定效应和界面能的稳定效应对界面形态的协同影响，更能准确地描述定向凝固 Mg-Zn 合金中枝晶间距随着生长速率的变化趋势。这一结论与文献报道中关于定向凝固 Mg-Gd 合金的研究结果一致。

综上所述，在温度梯度一定时，枝晶间距 λ 与生长速率 v 直接相关，并且这两者之间的关系会随着生长条件的变化发生改变。合金在生长过程中枝晶间距会进行调整，调整的方式主要有分枝和淹没两种。定向凝固过程中将生长中的合金进行快速淬火，保留凝固界面附近的组织形貌，如图 3-23 所示。在图 3-23(a)中，如箭头所指，夹在两个胞晶之间的晶粒逐渐被淘汰，晶粒数目减少，使组织尺寸增大。在图 3-23(b)中可以看到，在靠近界面附近的大胞晶生长成为两个小胞晶，枝晶分裂，晶粒数目增多，从而使得胞晶间距减小。这两种方式往往是同时存在的，如图 3-23(c)所示，枝晶根据生长条件通过不断地调整，从而得到稳定的凝固组织。枝晶淹没是由于在生长过程中，生长快的枝晶尖端排出的部分溶质会扩散到生长较慢的枝晶顶端，使其生长受阻，最后被淘汰，致使枝晶间距增大；分枝主要是因为枝晶顶端存在大的成分过冷，在过冷熔体中会出现新的晶核，晶核会长大成为新的晶粒，使枝晶间距减小。

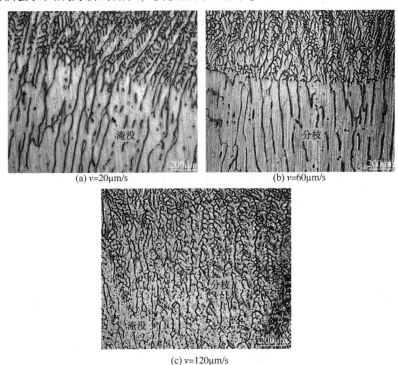

(a) v=20μm/s   (b) v=60μm/s

(c) v=120μm/s

图 3-23　定向凝固 Mg-2% Zn 合金中枝晶间距调整过程

3.5　本章小结

本章研究了凝固参数对定向凝固 Mg-x% Zn(x=2、4、6)合金的组织演变过程，确定了定向凝固镁合金的生长取向，考察了生长速率对合金一次枝晶间距的影响规律，并进行机理分析，主要结论有：

① 定向凝固条件下，温度梯度为 13K/mm，生长速率在 20~200μm/s 范围内，随着生长速率增大，Mg-2% Zn 合金组织形貌由粗胞晶→细胞晶→胞枝晶→树枝晶演变；Mg-4% Zn 合金组织发生胞晶→胞枝晶→树枝晶→细枝晶演变；Mg-6% Zn 合金组织发生胞枝晶→粗枝晶→细枝晶演变。Zn 元素含量增加能够促进合金的胞-枝转变过程。

② 定向凝固 Mg-4% Zn 合金沿<11$\bar{2}$0>方向择优生长，平行生长方向形成{0002}基面织构，满足晶体学特征和传热条件。

③ 随着生长速率增大，柱状晶的枝晶间距减小，但在胞-枝转变过程中由于溶质原子侧向扩散加剧，组织间距增大。一次枝晶间距根据生长条件变化进行调整，主要有分枝和淹没两种方式。在本实验条件下，定向凝固镁合金一次枝晶间距随生长速率的变化关系与 Trivedi 模型相吻合。

4

定向凝固镁合金
力学性能及各向异性

镁合金为密排六方晶体结构，晶体的对称性较低，并且在室温下仅有三个独立滑移系，因此镁及镁合金的室温力学性能较低。近年来，国内外学者为改善镁合金的力学性能开展了大量的研究工作，包括变形加工、晶粒细化、添加合金元素及热处理等方法。研究绝大部分是基于冷却速率较大的金属模铸造展开，在获得细小等轴晶的基础上进行后续加工以改善合金性能，且镁合金的力学性能的改善始终存在强度和塑性"此消彼长"的瓶颈。另外，现有研究中极少考察组织形貌，尤其是晶界结构对镁合金力学性能的影响，对具有柱状晶组织的镁合金开展的研究工作甚少。此外，在晶体内部原子排列具有规律性，不同方向上原子排列的疏密程度和排列方式存在差异，会使晶体的性质不同。因此，本章主要从组织形貌对合金力学性能的影响规律及定向凝固镁合金力学性能各向异性两方面进行实验研究和理论分析。

4.1 定向凝固 Mg-Zn 合金的拉伸性能

4.1.1 定向凝固 Mg-4% Zn 合金的拉伸性能

在本书研究条件下，经过实验测试普通重力铸造时，Mg-4% Zn 合金试棒浇铸过程中的冷却速率大概为 1.5K/s，与定向凝固合金镁合金温度梯度为 13K/mm，生长速率为 120μm/s 时形成的冷却速率接近。因此，对这两种不同凝固过程获得的 Mg-4% Zn 合金进行对照实验，考察定向凝固工艺对镁合金拉伸性能的影响。

图 4-1 给出了平行生长方向拉伸时定向凝固 Mg-4% Zn 合金的室温拉伸应力-应变曲线，并给出相同冷却速率下普通重力铸造合金的室温拉伸应力-应变曲线进行对比。普通重力铸造时 Mg-4% Zn 合金的抗拉强度和延伸率分别为 148.5MPa 和 7.4%，而定向凝固 Mg-4% Zn 合金沿生长方向时抗拉强度及延伸率分别为 215.2MPa 和 10.2%。可见，在同一冷却速率下定向凝固技术能够显著地提高镁合金的拉伸性能，包括抗拉强度和延伸率。

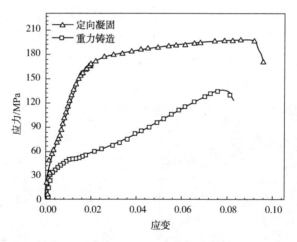

图 4-1 相同冷却速率下重力铸造和定向凝固 Mg-4% Zn
合金的室温拉伸应力-应变曲线

对上述同一速率下两种不同凝固工艺所得样品的拉伸断口进行 SEM 观察，从图 4-2(a)可以看出，普通重力铸造合金的断口参差不齐，存在大量的解理台阶和少数体积较小的韧窝，由此判断合金样品的断裂方式是准解理断裂。图 4-2(b)

为断口的局部放大图，从中可以观察到第二相或氧化夹杂，在拉伸过程中粗大的第二相和氧化物周围极容易形成应力集中，成为裂纹萌发源，诱导裂纹萌生，加速裂纹扩展。

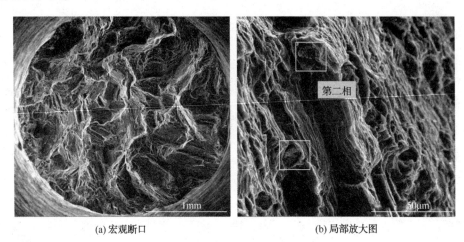

(a) 宏观断口　　　　　　　　　　　(b) 局部放大图

图 4-2　重力铸造 Mg-4% Zn 合金拉伸断口

观察定向凝固 Mg-4% Zn 合金的拉伸断口，同样存在解理面和韧窝，如图 4-3 所示，表明合金的断裂形式没有发生改变。但与重力铸造合金相比，定向凝固条件下合金断口变得平坦，且解理台阶减小，韧窝数量增多，如图 4-3(a) 所示。在断口放大图中没有观察到第二相或氧化夹杂，因此定向凝固 Mg-4% Zn 合金具有较高的抗拉强度和延伸率。

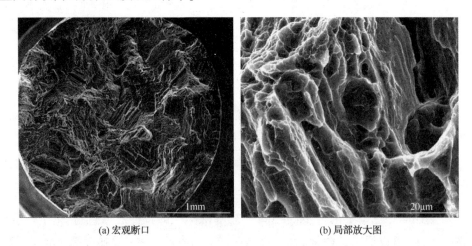

(a) 宏观断口　　　　　　　　　　　(b) 局部放大图

图 4-3　定向凝固 Mg-4% Zn 合金的拉伸断口

从以上拉伸实验的力学性能参数可以得出：在相同冷却速率下，定向凝固技术能够同时提高镁合金的抗拉强度和延伸率。分析其主要原因：首先，定向凝固镁合金组织形貌观察结果表明，定向凝固技术消除了合金中的横向晶界，晶界数量减少，在低应变量时合金中的位错塞积减少，合金能够进行较大的滑移变形。其次，定向凝固条件下，合金组织规则排列，取向基本一致，即合金沿生长方向形成 {0002} 基面织构并沿 <1120> 方向择优生长，相邻晶粒间的滑移协调性较好。最后，定向凝固技术能够减少铸造缺陷，如杂质含量、缩孔、缩松及氧化夹杂等，如图 4-3 所示，提高了镁基体和晶界的结合强度，从而有效阻碍裂纹形成和扩展，延缓合金的断裂。

4.1.2 组织形貌对定向凝固 Mg-Zn 合金拉伸性能的影响

对于定向凝固 Mg-Zn 合金，组织形貌随着凝固参数变化发生演变，必然会对合金的性能产生影响。本书采用拉伸试验考察生长方向上组织形貌对定向凝固 Mg-x% Zn(x=2、4、6)合金力学性能的影响，样品沿着平行生长方向获得。不同 Zn 含量定向凝固镁合金的室温拉伸应力-应变曲线如图 4-4 所示，对应的力学性能参数列于表 4-1 中。

表 4-1 定向凝固 Mg-Zn 合金拉伸力学性能参数

合金	生长速率/(μm/s)	屈服强度/MPa	抗拉强度/MPa	延伸率/%
Mg-2% Zn	20	42.5	135.7	8.2
	60	45.9	189.4	10.1
	120	43.8	164.2	9.8
Mg-4% Zn	20	56.5	207.1	10.2
	60	59.0	194.5	11.5
	120	61.0	215.4	10.7
Mg-6% Zn	20	53.8	193.1	7.5
	60	55.4	200.5	9.8
	120	58.1	210.3	9.3

从力学性能参数变化可以看出：随 Zn 元素含量增大，合金的拉伸强度出现先增大后减小的趋势。分析其原因主要是因为在 Mg-2% Zn 合金中 Zn 含量低，Zn 元素基本全部固溶于 Mg 基体中，但是固溶强化能力有限；随着 Zn 元素含量增大到 4% 时，有更多的 Zn 原子固溶于 Mg 基体中，合金的固溶强化作用提高，同时晶粒尺寸减小，细晶强化的作用凸显，由于固溶强化和细晶强化作用的耦合使得合金的抗拉强度升高；但继续增加 Zn 含量至 6% 时，合金中第二相数量增

多，且沿晶界存在少量的共晶组织，如图 3-19 所示，第二相及网状共晶相的不连续分布，在拉伸变形过程中极容易在其周围形成应力集中，诱导裂纹萌生，使合金的力学性能下降。因此，随着 Zn 含量增加，合金的抗拉强度先增大后减小。

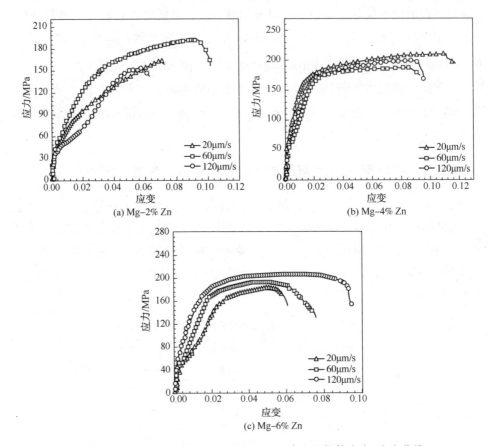

图 4-4　不同生长速率下定向凝固 Mg-Zn 合金的拉伸应力-应变曲线

对于同一种合金，抗拉强度随着生长速率的变化趋势不明确，但与组织形貌密切相关。在胞晶或枝晶生长范围内，随生长速率增大，合金的抗拉强度增大，但在胞-枝转变过程中，抗拉强度变化不大甚至稍有下降。

以定向凝固 Mg-4% Zn 合金为研究对象，绘制合金抗拉强度(UTS)和生长速率(v)之间的关系图，如图 4-5(a)所示。当定向凝固镁合金的生长速率 v 处于 $60\sim200\mu m/s$ 之间时，即定向凝固组织为柱状树枝晶，随着生长速率增大，合金的抗拉强度增大，但强度增加的速率逐渐减小。究其原因主要在于：生长速率增大，合金的枝晶间距减小，根据 Hall-Petch 关系，抗拉强度会随着 λ 减小而增大。此外，当生长速率增大，合金的冷却速率 $G_L\cdot v$ 增大，致使第二相的平均尺

90

寸减小，裂纹源减少，从而改善合金的拉伸强度。定向凝固 Mg-4% Zn 合金在柱状树枝晶生长范围内，抗拉强度与枝晶间距的变化关系如图 4-5(b)所示，近似满足拟合如下表达式：

$$\sigma = -67.45 + 2997.47\lambda^{-0.5} \tag{4-1}$$

该关系表达式与 Hall-Petch 关系式表达一致，且与现有研究报道中关于定向凝固 Mg-5.2Zn，Mg-xGd(x=0.8、1.5、2.5)以及 Mg-5.5Zn-xGd(x=0.8、2、4)合金拉伸强度与生长速率之间的变化关系一致。

此外，在图 4-5(a)中可以看出定向凝固组织由胞状晶演变为柱状树枝晶的过程中，合金的抗拉强度变化不大，甚至略有降低。分析其主要原因：一方面，在合金凝固组织发生胞-枝转变过程中，合金的枝晶间距增大，如图 3-20 所示，合金的抗拉强度会随之降低；另一方面，当合金的凝固组织以胞状晶生长时，第二相会沿着胞晶晶界析出，在拉伸过程中引起应力集中，成为裂纹源，但是在组织转变为树枝晶后，第二相被枝晶臂分割，尺寸减小，可以作为强化相起到阻碍位错滑移和晶界变形的作用。合金的枝晶间距增大，第二相尺寸减小，这两种因素对合金的拉伸强度起到相反的作用，因而会导致胞-枝转变中合金的抗拉强度出现变化不大的结果。

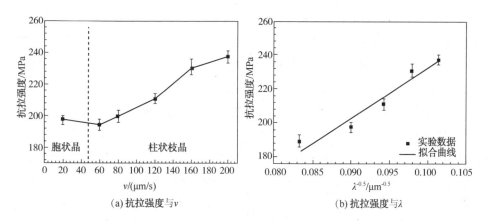

图 4-5 定向凝固 Mg-4% Zn 合金抗拉强度随生长速率与枝晶间距的变化曲线

4.1.3 热处理对定向凝固 Mg-Zn 合金拉伸性能的影响

由上述研究结果可知，第二相以及未分解的残余共晶相会对合金的力学性能产生不利影响，因此研究中拟采用固溶处理进一步改善定向凝固 Mg-4% Zn 合金的力学性能。首先采用差示扫描量热法(DSC)确定固溶处理温度，然后结合显微硬度测试及金相组织观察确定合适的热处理时间，最终确定 Mg-4% Zn 合金的热处理工艺。

差示扫描量热法分析 Mg-4% Zn 合金中相的析出和溶解温度，如图 4-6 所示。结合 Mg-Zn 二元相图，在升温曲线中[图 4-6(a)]，346℃为第二相的吸热峰，625℃为 α-Mg 相的吸热峰，降温曲线中[图 4-6(b)]620℃时 α-Mg 相析出，329℃时第二相析出。固溶处理的目的使第二相完全溶解于 α-Mg，且又不发生过热或过烧，因此温度应处于 329~346℃之间。考虑到实验过程中热处理炉的误差范围，最终确定固溶处理温度为 335℃。

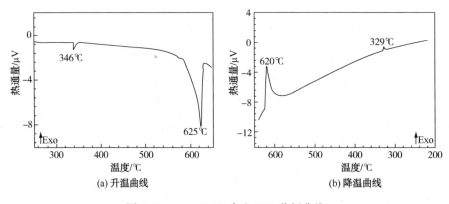

(a) 升温曲线　　　　　　　(b) 降温曲线

图 4-6　Mg-4% Zn 合金 DSC 分析曲线

在 335℃对 Mg-4% Zn 合金样品分别进行 4h、8h、12h、16h、20h 及 24h 的固溶处理，之后对经过不同固溶处理时间的合金样品进行显微硬度测试。Mg-4% Zn合金的显微硬度值随着固溶处理时间的变化曲线如图 4-7 所示。从图中可以看出：随着固溶处理时间由 4h 增加至 8h 时，样品的显微硬度值迅速增大，继续延长固溶时间，合金的硬度值依然增大，但增大趋势逐渐减小，在固溶时间为 16h 时样品达到了峰值硬度，进一步延长固溶时间后，合金样品的显微硬度值逐渐降低。

观察 Mg-4% Zn 合金样品在 335℃进行不同固溶处理时间后的组织形貌，如图 4-8 所示。随着保温时间延长，分布于晶界上的第二相固溶于

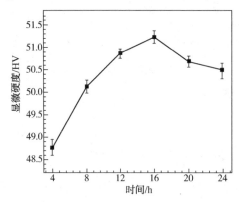

图 4-7　Mg-4% Zn 合金的显微硬度随
固溶处理时间的变化曲线

α-Mg 基体，数量逐渐减少［图 4-8(a)~图 4-8(c)］；固溶处理时间延长至 16h 时，第二相全部消失，组织表现为单相固溶体，如图 4-8(d)；进一步延长固溶时间，晶粒尺寸明显增大［图 4-8(e)和图 4-8(f)］。综上所述，确定 Mg-4% Zn 合金的固溶处理制度为 335℃+16h。

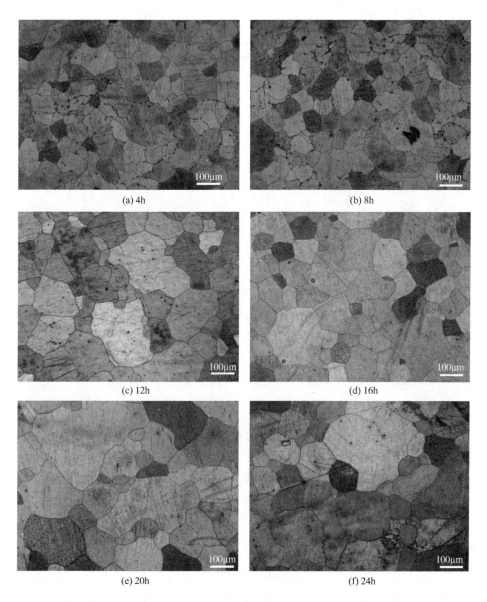

图 4-8　不同固溶时间下 Mg-4% Zn 合金的组织形貌

采用上述热处理工艺对不同生长速率下定向凝固 Mg-4% Zn 合金进行固溶处理，固溶处理前后定向凝固 Mg-4% Zn 合金的抗拉强度及延伸率如图 4-9 所示，可以看出固溶处理使合金的抗拉强度和延伸率均有提高。原因在于：固溶处理过程中，固溶于镁基体中的 Zn 原子会引起镁晶胞结构畸变，形成应力场。合金在拉伸变形过程中，位错会与溶质原子交互作用，改变了溶质原子的分布状态，使系统能量升高，增加了变形的阻力，因此合金的抗拉强度升高。此外，固溶处理使合金中的第二相溶解，合金元素固溶于镁基体，并升高温度能加快溶质原子的扩散，极大地消除了元素偏析，减少了裂纹萌生源，有利于改善合金的延伸率。

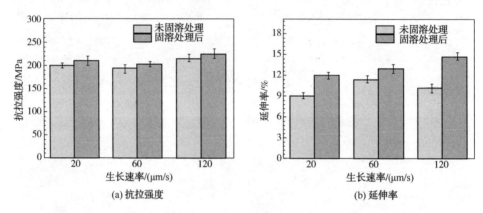

图 4-9　固溶处理前后定向凝固 Mg-4% Zn 合金的拉伸性能

4.2　定向凝固 Mg-Zn 合金的力学各向异性

4.2.1　晶体取向对合金弹性模量和显微硬度的影响

4.2.1.1　弹性模量及显微硬度测试

弹性模量是影响材料生物医用的重要因素，弹性模量过大会引起应力遮挡，不利于组织愈合。因此，本节对生长速率为 120μm/s 定向凝固 Mg-4% Zn 合金的弹性模量进行实验研究，考察晶体取向对镁合金弹性模量的影响规律。

实验研究中按照图 2-8 所示的方法获取样品并进行纳米压痕测试。样品测试过程中，压头在一定的正向载荷作用下，垂直压入样品表面，通过记录施加载荷的大小和压入表面的深度，获得样品在加载和卸载过程中载荷 P 和压入深度 h 之间的关系曲线，并结合 Oliver-Pharr 方法计算可以得到样品的弹性模量和硬度值。

Oliver-Pharr 方法原理中关于弹性模型 E_s 和硬度值 H 的计算公式如式(4-2)和式(4-3)所示：

$$\frac{1}{E_r} = \frac{1-v_s^2}{E_s} + \frac{1-v_i^2}{E_i} \qquad (4-2)$$

$$H = \frac{P_{max}}{A} \qquad (4-3)$$

式中　E_s——测试样品的弹性模量；

　　　E_i——压头的弹性模量，

　　　v_s——测试样品的泊松比；

　　　v_i——压头的泊松比；

　　　A——压头和测试样品的接触面积。

对于金刚石压头 $E_i = 1141\text{GPa}$，$v_i = 0.07$；镁合金 v_s 取 0.35。

LD 及 TD 样品的载荷与位移曲线如图 4-10 所示，可以看出：加载初期载荷与位移称线性变化，即样品发生弹性变形；随着载荷增大，加载曲线呈非线性变化，表明样品发生了塑性变形；在达到最大位移时，LD 样品表面承受的载荷明显大于 TD 样品。卸载曲线反映了被测表面的弹性恢复过程，根据载荷-位移曲线以及 Oliver-Pharr 方法计算不同样品表面的弹性模量和硬度值，见表 4-2。

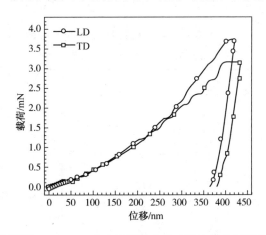

图 4-10　定向凝固 Mg-4% Zn 合金不同取向的表面上纳米压痕载荷-位移曲线

表 4-2　不同取向上定向凝固 Mg-4% Zn 合金的弹性模量和硬度值

样品	弹性模量/GPa	硬度/GPa
LD	47.314	0.799
TD	42.676	0.675

此外，对于不同生长速率下的定向凝固 Mg-4% Zn 合金进行显微硬度测试，加载方向与生长方向之间的夹角(θ)分别为 0°、60° 和 90°。不同晶面取向上合金的显微硬度如图 4-11 所示。从图中可以看出，在加载方向与生长方向夹角为 90° 时，样品表面的显微硬度最大，夹角为 0° 时次之，夹角为 60° 时硬度值最小，且该变化规律在不同生长速率的定向凝固 Mg-4% Zn 合金中均一致（表 4-3）。

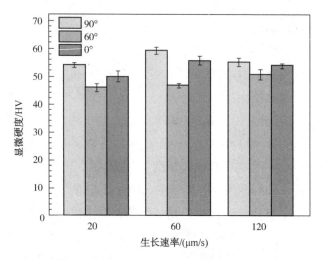

图 4-11　不同生长速率下定向凝固 Mg-4Zn 合金不同晶面取向上样品表面的显微硬度

表 4-3　不同生长速率定向凝固 Mg-4% Zn 合金加载方向与
生长方向呈不同夹角时样品的显微硬度

生长速率/(μm/s)	θ/(°)	显微硬度/HV
20	0	50
	60	45
	90	54
60	0	55
	60	46
	90	59
120	0	53
	60	50
	90	55

4.2.1.2　晶体取向对合金弹性模量及硬度的影响机理

从图 4-10 以及表 4-2 可知，合金的弹性模量及硬度值均存在各向异向。由于定向凝固镁合金存在基面织构和择优取向，原子排列方式及排列密度不同是引

96

起各向异性的根本原因。

弹性模量表征了材料对弹性变形的抗力，而弹性变形的本质是原子间距在外力作用下可逆变化的结果，受到原子间作用力和原子间距的共同影响。

在 Mg 晶胞中存在五种不同的原子键（图4-12），分别为：原子①②形成的 A 键；原子②⑤形成的 B 键；原子④⑤形成的 C 键；原子④⑥形成的 D 键以及原子①③形成的 E 键。原子键的键名，等价原子键的个数及原子键键距分别用 $D_{n_a}^{Mg-Mg}$、I_a 及 D_m 表示，其中 $a =$

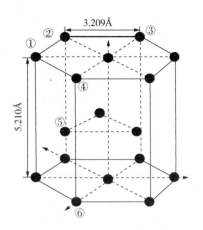

图4-12　Mg 晶胞结构

A、B……E。按 EET 理论的基本假设，原子键距可表示为：

$$D_{n_a}^{u-v} = R_u(1) + R_v(1) - \beta lg n_a \qquad (4-4)$$

式中　　u，v——Mg 原子所处的杂阶；

n_a——各个原子键上分布的价电子数；

$R(1)$——单键半距。

其中，$\beta = 0.0710nm$。

同样地，基于 EET 理论的基本假设，每个原子是由两种原子状态杂化而成，杂化后的每个杂阶都会有相应的价电子数及单键半距。对于 Mg 原子，其杂化双态分别为：

h 态：$3s^2$

t 态：$3s^1 3p^1$

$R_h(1) = 0.12758nm$，$R_t(1) = 0.12521nm$，结合式（4-4）计算可以得到 Mg 晶胞内各原子键上的电子分布 n_a，见表4-4。原子键上的电子分布 n_a 值越大，原子键越强。从表中可以可出 A 键最强，即 Mg 晶胞中基面上各原子间的键能最强。在纳米压痕实验中，达到极限压深时，在 {0002} 晶面上产生的接触刚度最大。因此，垂直加载于合金平行生长方向表面时所得的弹性模量和硬度值较大。Mg 晶胞中形成的其他类型的原子键强度较弱，形成晶面的硬度值较差，这与实验测试结果一致。

表 4-4　Mg 晶胞中的价电子结构

键名	I_a	D_{ma}/nm	n_a
$D_{n_A}^{Mg-Mg}$	36	0.319706	0.109814
$D_{n_B}^{Mg-Mg}$	36	0.320900	0.105647
$D_{n_C}^{Mg-Mg}$	36	0.452978	0.001458
$D_{n_D}^{Mg-Mg}$	12	0.521100	0.000160
$D_{n_E}^{Mg-Mg}$	36	0.555815	0.000052

合金中不同表面的原子键强度会引起各向异性，晶体中各个晶面上原子排列密度不同，也会造成力学特征的差异。Mg 为 hcp 晶体结构，以 c/a 值约为 1.6237，计算镁晶胞中主要低指数晶面 $\{0002\}$、$\{11\bar{2}0\}$ 及 $\{10\bar{1}0\}$ 的晶面密度，各晶面上原子分布如图 4-13 所示。由计算结果可知 $\{0002\}$ 晶面为最密排面，晶面密度约为 $1.155/a^2$，而 $\{11\bar{2}0\}$ 和 $\{10\bar{1}0\}$ 晶面上的面密度较低，分别为 $0.711/a^2$ 和 $0.616/a^2$。晶面原子密度较小时，在垂直加载过程中原子在变形层会获得更大的空间进行再分配，使最大载荷处的接触刚度减小。因此，原子密度低的晶面上弹性模量和硬度值较小。

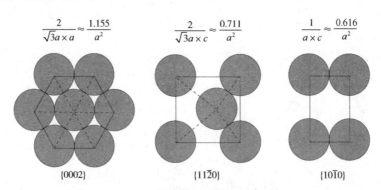

图 4-13　Mg 晶胞中不同晶面的晶面密度

综上所述，在镁晶胞中基面原子之间形成的原子键最强，基面原子密度最大，弹性模型和硬度值最大。定向凝固镁合金沿平行生长方向形成了 $\{0002\}$ 基面织构，平行生长方向的表面上弹性模型和硬度值较大，具有各向异性。

4.2.2　晶体取向对定向凝固 Mg-Zn 合金压缩性能的影响

金属在压缩过程中呈三向应力状态，变形量大，可以获得其他测试方法不能显示的性质。另外，受到定向凝固镁合金试棒尺寸的限制，在垂直生长方向上很难获取较大尺寸的样品，更难加工成标准的拉伸试样。为了提高性能测试数据的准确性和可重复性，本节选用室温压缩试验，以考察晶体取向对定向镁合金力学性能的影响。

由定向凝固镁合金拉伸性能测试结果可知，具有胞状晶和柱状树枝晶的定向Mg-4% Zn合金具有良好的力学性能，考虑到样品制备效率，本节选取生长速率为120μm/s的Mg-4% Zn合金为研究对象，分别沿定向凝固合金试棒的生长方向(LD)和垂直生长方向(TD)截取压缩样品，如图2-8所示。室温下，压缩速率为0.01s⁻¹、0.1s⁻¹及1s⁻¹。

4.2.2.1 压缩应力-应变曲线

图4-14为定向凝固Mg-4% Zn合金在应变速率分别为0.01s⁻¹、0.1s⁻¹和1s⁻¹时的压缩应力-应变曲线。从图中可以看出：随应变量增加应力增大，曲线的斜率为正值，表明该过程中加工硬化占主导；应变量继续增大，曲线斜率逐渐减小直至应力达到最大值。此外，在不同应变速率时，LD样品的应力峰值均大于TD样品的。

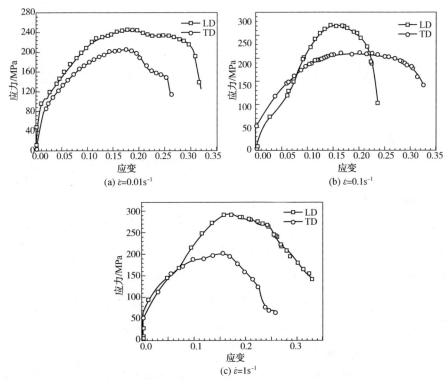

图4-14　不同应变速率下定向凝固Mg-4% Zn合金的压缩应力-应变曲线

图 4-15 为不同应变速率下合金的压缩强度和最大压缩率。从图中可以看出，在不同的应变速率下，合金沿生长方向（LD）和垂直生长方向（TD）的压缩强度（σ_p）及压缩率（δ）均存在差异。应变速率为 0.01s^{-1} 时［图 4-14（a）］，LD 样品 $\sigma_p = 245\text{MPa}$，$\delta = 13.4\%$，TD 样品 $\sigma_p = 207\text{MPa}$，$\delta = 15.6\%$；应变速率增大到 0.1s^{-1} 时［图 4-14（b）］，LD 样品 $\sigma_p = 272\text{MPa}$，$\delta = 12.6\%$，TD 样品 $\sigma_p = 213\text{MPa}$，$\delta = 15.9\%$；应变速率为 1s^{-1} 时［图 4-14（c）］，LD 样品 $\sigma_p = 292\text{MPa}$，$\delta = 13.3\%$，TD 样品 $\sigma_p = 206\text{MPa}$，$\delta = 14.6\%$。由此可见：LD 样品的压缩强度随应变速率增大而增大。而 TD 样品的压缩强度几乎不受应变速率的影响，可能是与塑性变形过程相关，加工硬化能力较弱引起。此外，在相同应变速率下，LD 样品的压缩强度高于 TD 样品，但压缩率较小。

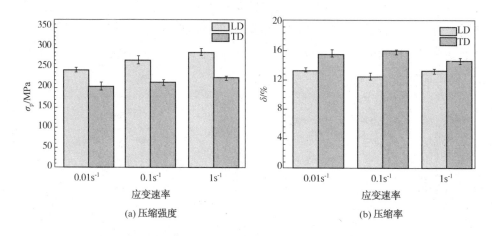

(a) 压缩强度　　　　　　　　　　(b) 压缩率

图 4-15　不同晶体取向定向凝固 Mg-4% Zn 合金的压缩性能

4.2.2.2　加工硬化率

对不同样品的应力-应变曲线进行数学处理，得到合金的应变硬化率 θ 与应力（$\sigma - \sigma_{0.2}$）之间的关系曲线，如图 4-16 所示。可以看出：LD 样品的加工硬化率 θ 随应力增大急剧减小，超过这一应力后，加工硬化率而增大，到达峰值后开始下降［图 4-16（a）］；TD 样品压缩过程中加工硬化减小，但减小速率不同［图 4-16（b）］。

4.2.2.3　压缩性能各向异性分析

由以上结果可知：沿不同方向压缩时，定向凝固 Mg-4% Zn 合金的压缩强度、最大压缩率以及加工硬化率的变化趋势均存在差异，即压缩性能存在各向异

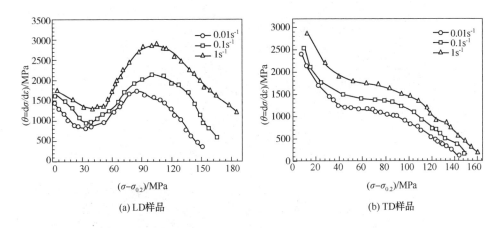

(a) LD样品　　　　　　　　　　　(b) TD样品

图4-16　不同应变速率下定向凝固Mg-4% Zn合金的加工硬化率

性。定向凝固Mg-4% Zn合金沿生长方向存在{0002}基面织构，而织构的存在会使不同方向压缩时合金的变形过程不同。因此，实验中分别对压缩变形后的LD样品和TD样品进行TEM衍射分析，结果分别如图4-17及图4-18所示。从图4-17(a)可以看出压缩后LD样品中产生了大量的位错，在晶界附近形成位错塞积，对其进行衍射花样标定，该位错是柏氏矢量$B=<11\bar{2}0>$的a位错[图4-17(b)]。同时，在LD样品中观察到大量的变形孪晶[图4-17(c)]，衍射花样标定结果表明为{10$\bar{1}$2}拉伸孪晶[图4-17(d)]。而TD样品中仅存在大量的位错缠结[图4-18(a)]，经衍射分析该位错是柏氏矢量$B=<0001>$的c位错[图4-18(b)]。由此可见，压缩过程中孪晶形成与否以及位错的类型是镁合金产生各向异性的主要原因。

研究报道指出镁及镁合金在变形过程中主要会形成三种类型的位错：a位错、c位错及$c+a$位错。a位错的柏氏矢量为$a/3<11\bar{2}0>$，是镁合金中柏氏矢量最小且运动能力最强的位错；c位错的柏氏矢量为$c<0001>$，其运动能力与a位错相比较差；$c+a$位错的伯氏矢量为$\sqrt{c^2+a^2}<11\bar{2}3>$的全位错，运动能力差且不易发生滑移。镁及镁合金在变形过程中形成位错的类型不同会直接影响其塑性变形过程。

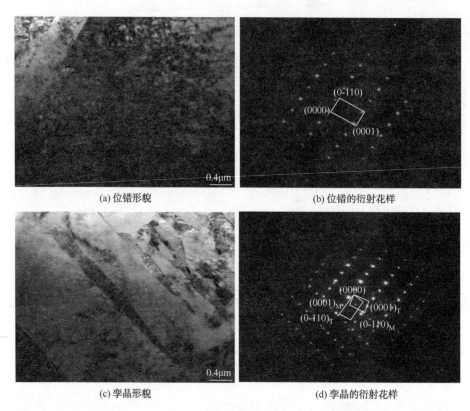

(a) 位错形貌

(b) 位错的衍射花样

(c) 孪晶形貌

(d) 孪晶的衍射花样

图 4-17　定向凝固 Mg-4% Zn 合金 LD 样品压缩后孪晶、位错形貌及其衍射花样

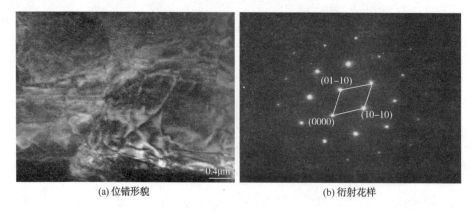

(a) 位错形貌

(b) 衍射花样

图 4-18　定向凝固 Mg-4% Zn 合金 TD 样品压缩后的位错及其衍射花样

　　孪生是金属塑性变形的另一种重要形式，但与滑移相比较，孪生对塑性变形的直接贡献较小。然而，孪生可以协调变形过程中晶粒的取向分布，从而激发更多新的滑移系和孪生变形。前期大量的研究结果表明，镁合金在塑性变形过程中

会发生两种孪生过程，形成$\{10\bar{1}2\}$孪生及$\{10\bar{1}1\}$孪生。与$\{10\bar{1}1\}$孪生相比，$\{10\bar{1}2\}$孪生的最小切变量较小，在镁合金的变形过程中更容易发生。然而，孪生是否可以发生以及会形成何种类型的孪晶，受到晶体的轴比c/a值以及加载方向的共同影响：如果$c/a<\sqrt{3}$时，且载荷平行于c轴拉伸或垂直c轴压缩时，会形成$\{10\bar{1}2\}$拉伸孪晶，而载荷平行于轴压缩或垂直于c轴拉伸时，产生$\{10\bar{1}1\}$压缩孪晶；若$c/a>\sqrt{3}$时，载荷垂直于c轴拉伸或平行于c轴压缩，$\{10\bar{1}2\}$孪晶可能出现；当$c/a=\sqrt{3}$时，无论载荷方向与c轴之间的关系如何，都不会产生孪晶。

实验研究中对定向凝固 Mg-4% Zn 二元合金的基体进行 TEM 衍射花样采集，如图 4-19 所示，然后根据密排六方晶系晶面间距 d 的表达式计算研究条件下镁合金的晶格常数：

$$d=\cfrac{1}{\sqrt{\cfrac{3}{4}\cfrac{(h^2+hk+k^2)}{a^2}+\cfrac{l^2}{c^2}}} \tag{4-5}$$

式中　$\{hkl\}$——晶面指数；

　　　a，c——晶格常数。

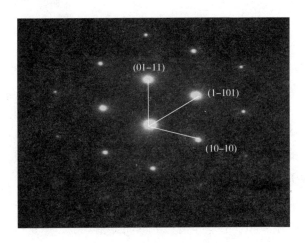

图 4-19　基体的衍射花样

根据 Digital Micrograph 及 Jade 6 软件进行分析标定得到：$d_{\{100\}}=0.2778\text{nm}$，$d_{\{101\}}=0.2452\text{nm}$。结合式(4-5)计算可得 $c/a=1.626$，该值小于$\sqrt{3}$。

本实验中定向凝固 Mg-4% Zn 合金沿<$11\bar{2}0$>方向生长方向且存在$\{0002\}$基

面织构，LD 样品沿平行生长方向截取，当外加压应力作用于 LD 样品时相当于沿 c 轴拉伸，满足 $\{10\bar{1}2\}$ 孪生发生的条件。因此，LD 样品中可以观察到 $\{10\bar{1}2\}$ 拉伸孪晶。

根据定向凝固镁合金样品的压缩应力-应变曲线得到 LD 样品加工硬化率与应变量之间的关系，见图 4-20。从图中可以看出 LD 样品的加工硬化率随应变量变化有三个过程。第 I 阶段，加工硬化率随着应变量的增加而急剧减小；第 II 阶段，加工硬化率随着的应变量增大而增大；第 III 阶段，加工硬化率随应变量增大再次下降。

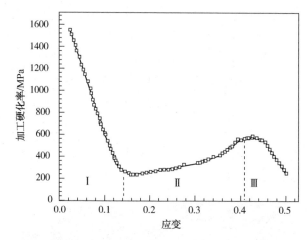

图 4-20　LD 样品应变速率为 0.1s^{-1} 时加工硬化率与应变量的关系曲线

基于加工硬化率与应变量之间的变化趋势对 LD 样品的变形过程进行分析：在变形初期，随着应变量增加，合金中的滑移系不断启动，合金的塑性变形以位错滑移为主。因此，在合金变形初期，LD 样品的加工硬化率随着应变量的增加而下降，尤其在 LD 样品中位错为运动能力较强的 a 位错，加工硬化率的下降速率更快。当滑移应变量达到一定程度时，合金中可移动位错变少，位错的运动受到阻碍并形成了位错塞积，有利于滑移的取向急剧减少。但是位错塞积和多滑移会诱导孪生发生，LD 样品中形成 $\{10\bar{1}2\}$ 拉伸孪晶，位错会在孪晶界的周围塞积，从而可以减缓加工硬化率的下降。随着变形程度进一步增大，孪晶数量不断增加，孪晶界对位错运动的阻碍作用增强，使得加工硬化率随着应变量的增加而增大。孪晶作为一种重要的协调变形机制，孪生过程会使晶粒取向发生偏转，使某些不利滑移系转到有利于滑移的方向，滑移系会重新启动，位错滑移使加工硬化率再次下降。因此，LD 样品的加工硬化率随着应变量的增加会出现先迅速减小，后增大，之后再减小的变化趋势。

由于 LD 样品在压缩变形过程中发生孪生，形成｛1012｝孪晶，孪晶的形成后位错会在其周围大量聚集，由此产生较大的加工硬化。因此，LD 样品与 TD 样品相比具有较大的压缩强度。但是，孪晶界形成对位错运动的阻碍作用极容易形成应力集中，诱导裂纹萌生，使合金的压缩率下降。因此，LD 样品的压缩率较 TD 样品小。

4.2.3　定向凝固镁合金压缩变形过程研究

为了系统研究定向凝固镁合金的压缩变形过程，实验过程中分布采用 OM、SEM 及 TEM 对不同应变量下的 LD 样品进行组织观察和表征。根据 LD 样品的加工硬化率与应变量的关系曲线，如图 4-20 所示，在 LD 样品应变量分别为 0.05、0.3 和 0.5 时中止压缩试验，压缩应变速率为 $0.1s^{-1}$。在样品的应变量为 0.05 时，由压缩应力-应变曲线可知，合金发生了塑性变形，观察样品的宏观组织形貌，压缩试样表面出现大量的一次滑移带和与之垂直的二次滑移，如图 4-21(a) 中相互垂直的白色短划线所示，可见合金的塑性变形以滑移为主，且多滑移被激活。使用 TEM 观察样品应变量为 0.05 时的微观组织形貌，可见样品中存在大量的位错，并且在晶界附近形成了位错塞积，如图 4-21(b) 所示。当样品的压缩应变量增大到 0.3 时，合金中观察到大量孪晶，如图 4-21(c) 所示，由前节的分析表征可知该孪晶为｛1012｝拉伸孪晶。TEM 观察表明在孪晶界周围有大量的位错塞积[图 4-21(d)]。继续增大应变量至 0.5，样品中位错密度增大且位错间的相互作用增强，形成位错墙，如图 4-20(e) 中箭头所指。位错墙是变形过程中形成的一种位错亚结构，高密度的缠结位错形成墙壁，墙内的位错密度较低。这种位错亚结构会随着变形量增加在样品中形成亚晶界，分割晶粒，如图 4-21(f) 中箭头所示。

综上所述，通过 LD 样品在压缩变形过程中显微组织形貌观察可知，样品在压缩过程中发生塑形变形，在应变量较小时，塑形变形以滑移为止，随着应变量增大，位错运动受阻，诱导孪生发生。微观组织演变过程与 LD 样品加工硬化曲线分析过程一致。

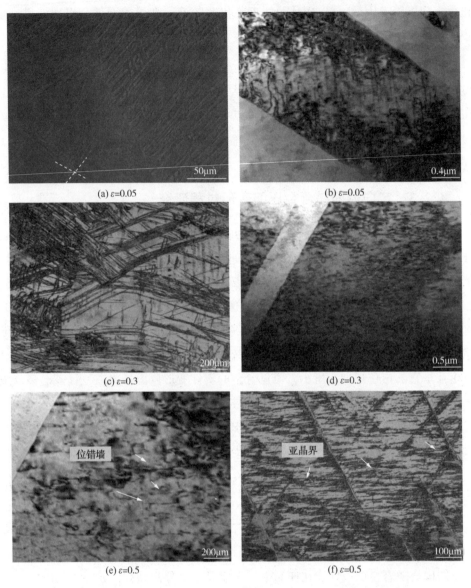

(a) $\varepsilon=0.05$ 50μm

(b) $\varepsilon=0.05$ 0.4μm

(c) $\varepsilon=0.3$ 200μm

(d) $\varepsilon=0.3$ 0.5μm

位错墙   (e) $\varepsilon=0.5$ 200μm

亚晶界   (f) $\varepsilon=0.5$ 100μm

图 4-21 定向凝固 Mg-4% Zn 合金应变速率为 0.1s^{-1} 时的压缩组织照片

根据 LD 样品压缩变形过程中的显微组织结构观察，定向凝固镁合金沿生长方向压缩过程中的组织演变可以通过简图 4-22 进行描述。在压应力作用下定向凝固镁合金样品发生了塑性变形[图 4-22(a)]，塑性变形的初始阶段，位错滑移是主要的变形机制，在定向凝固镁合金样品中产生大量的位错滑移，并形成多滑移，因此，样品表面可以观察到大量滑移带，如图 4-22(b)所示。随着变形过程进行，应变量增大，样品高度减小，位错滑移受到阻碍形成大量的位错塞积，位错塞积和多滑移诱导了{10$\bar{1}$2}孪晶产生。此外，大量的位错塞积和位错间的相互作用使合金中形成了位错墙，如图 4-22(c) 所示。位错墙发展成为位错亚结构，分割晶粒使柱状晶组织尺寸减小[图 4-22(d)]。

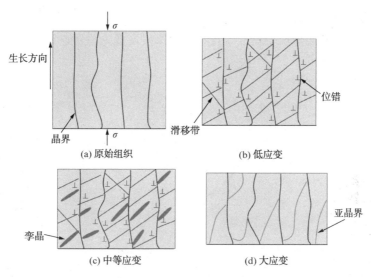

图 4-22　定向凝固镁合金沿生长方向压缩过程中的组织演变示意图

4.3　本章小结

本章研究了生长方向上组织形貌对定向凝固 Mg-Zn 合金力学性能以及晶体取向对合金各向异性的影响规律，并定向凝固镁合金的力学性能影响因素及各向异性进行了理论分析。主要结论如下：

① 相同冷却速率下，定向凝固工艺能够有效地提高镁合金的拉伸性能，与重力铸造 Mg-4% Zn 合金相比，定向凝固 Mg-4% Zn 合金在平行生长方向拉伸时抗拉强度和延伸率分别提高了 1.45 和 1.42 倍，但合金的断裂形式没有改变，均为准解理断裂。

② 随着生长速率增大，定向凝固镁合金组织间距减小致使其抗拉强度增大，但在胞-枝转变过程中，由于组织间距增大和第二相形态的变化，合金的抗拉强度变化不大，甚至稍有下降。

③ 定向凝固镁合金弹性模量、硬度及压缩性能表现出各向异性，垂直生长

方向合金的弹性模量较大，主要原因在于基面上原子键能强，且原子密排度大；平行生长方向压缩过程中产生了$\{10\bar{1}2\}$拉伸孪晶以及运动能力较强的 a 位错，压缩强度较大。

④ 压缩过程中定向凝固镁合金在外加应力作用下发生塑性变形，位错滑移是主要的变形机制，位错塞积和多滑移诱导$\{10\bar{1}2\}$拉伸孪晶产生，大量的位错塞积和位错相互作用形成位错墙。位错墙逐渐发展成为位错亚结构，分割晶粒使得柱状晶尺寸减小。

5 定向凝固镁合金腐蚀性能及各向异性

镁合金化学活性高且表面氧化膜疏松不致密，耐性能差，使其应用发展受限。目前，大量研究工作报道了合金组织对腐蚀性能的影响，但主要是通过变形加工、添加合金元素或热处理等方法改变合金中第二相的尺寸和分布或者调节晶粒尺寸，而晶粒形貌对镁合金腐蚀性能影响的研究开展甚少，晶体取向对定向凝固镁合金腐蚀性能的影响也鲜有报道。因此，本章以定向凝固 Mg-Zn 合金为研究对象，考察组织形貌和晶体取向对合金腐蚀性能的影响规律，并进行机理分析。

5.1 定向凝固 Mg-Zn 合金的腐蚀性能研究

5.1.1 普通铸态 Mg-Zn 合金腐蚀性能

图 5-1 为普通铸造条件下 Mg-x% Zn(x = 2、4、6)合金在 0.9% NaCl 溶液中的电化学极化曲线。一般的，阴极极化曲线表示水发生还原反应释放氢气的过程，而阳极极化曲线代表 Mg 的溶解过程。根据 Tafel 直线外推法得到不同极化曲线对应的腐蚀电位(E_{corr})及腐蚀电流密度(i_{corr})，并获得击穿电位(E_{pt})，所得电化学参数见表 5-1。可以看出，Mg-2% Zn 合金腐蚀电位为 −1.73V_{SCE}，Mg-4% Zn 合金腐蚀电位为 −1.80V_{SCE}，当元素含量增加到 6% 时，合金的腐蚀电位降低至 −1.83V_{SCE}，即随着 Zn 元素的加入，Mg-Zn 合金的腐蚀电位减低，合金的腐蚀敏感性增大。Mg-2% Zn 合金的腐蚀电流密度为 18.9μA/cm^2，Mg-4% Zn 合金的腐蚀电流密度为 23.6μA/cm^2，而 Mg-6% Zn 合金腐蚀电流密度增大到 27.3μA/cm^2，可见合金元素含量越高，耐蚀性能越差。此外，极化曲线表明不同 Zn 元素镁合金在 NaCl 溶液中有明显的钝化击穿现象。极化曲线上击穿电位 E_{pt} 的出现，可能是由于合金在快速析氢过程中，试样表面的保护膜遭到破坏或者是溶液中某些离子与合金表面生成物的反应，使其失去了保护作用。由于钝化膜被击穿，腐蚀液与试样表面直接接触，所以其在电位变化不大的情况下，腐蚀电流迅速增加。Mg-2% Zn 合金在 0.9% NaCl 溶液中的击穿电位 E_{pt} 为 −1.54V_{SCE}，随着 Zn 元素含量增加，击穿电位 E_{pt} 值变化不大。

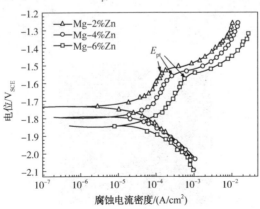

图 5-1 普通铸造条件下 Mg-x% Zn(x = 2、4、6)
合金在 0.9% NaCl 溶液中的极化曲线

表5-1 普通铸造条件下 Mg-x% Zn(x=2、4、6)合金的电化学参数

合金	E_{pt}/V_{SCE}	E_{corr}/V_{SCE}	$i_{corr}/(\mu A/cm^2)$
Mg-2%Zn	−1.54	−1.73	30.3
Mg-4%Zn	−1.56	−1.80	46.8
Mg-6%Zn	−1.57	−1.84	55.7

不同 Zn 含量普通铸造 Mg-Zn 合金在 0.9% NaCl 溶液中进行极化曲线测试后样品的宏观形貌如图 5-2 所示。从图中可以看出在不同 Zn 成分含量的 Mg-Zn 合金表面均发生了明显的点蚀，并且点蚀的密度随着 Zn 元素含量的增加而增大。分析发生这种局部腐蚀的原因，主要有以下几种：①点蚀坑是由于腐蚀性阴离子 Cl^- 吸附在合金表面，与样品表面的钝化膜反应生成可溶性的化合物 $MgCl_2$ 所致；②点蚀的发生时由于活性氯离子与氧的竞争吸附结果造成的，当金属表面上氧的吸附点被氯离子取代后，氯离子和钝化膜中的阳离子结合形成可溶性氯化物，结果在新露出的合金基体的特定点上生成小蚀坑，即为点蚀核；③晶粒内部存在的第二相与基体电位差过大，也会产生点蚀，由于第二相粒子的电位高于合金基体本身，会与基体形成微电偶，在溶液中发生电偶腐蚀，第二相粒子周围的基体被腐蚀从而使得第二相脱落，便形成了点蚀坑；④在实际的腐蚀过程中，由于金属表面存在的划痕、晶界以及夹杂物等，点蚀也会在这些部位萌生并扩展。

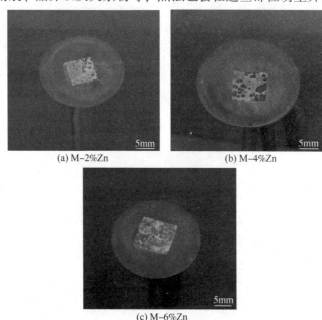

(a) M-2%Zn   (b) M-4%Zn

(c) M-6%Zn

图5-2 普通铸造 Mg-Zn 合金极化曲线测试后样品的宏观腐蚀形貌

5.1.2 组织形貌对定向凝固 Mg-Zn 合金腐蚀性能的影响

通过组织形貌观察，不同生长速率下定向凝固条件 Mg-Zn 合金的组织沿生长方向规则排列，且随凝固参数变化发生规律性演变。如 Mg-2% Zn 合金生长速率在 20~200μm/s 范围内，组织发生粗胞晶→细胞晶→胞枝晶→柱状枝晶的演变。本节以 Mg-2% Zn 合金作为研究对象，探究柱状晶对镁合金腐蚀性能的影响规律。

图 5-3 为四种不同组织形貌的定向凝固 Mg-2% Zn 合金在 0.9% NaCl 溶液中的电化学极化曲线，根据 Tafel 外推法得到相应的电化学参数见表 5-2。可以看出组织形貌对合金的腐蚀电位有明显的影响：细胞晶($v=20μm/s$)的合金样品腐蚀电位最高($-1.350V_{SCE}$)，粗胞晶($v=60μm/s$)样品次之($-1.353V_{SCE}$)，随着合金组织发生胞-枝转变，腐蚀电位向负向移动，胞枝混合晶($v=120μm/s$)样品的腐蚀电位最低($-1.414V_{SCE}$)，合金组织完全为柱状枝晶($v=200μm/s$)后合金的腐蚀电位升高($-1.386V_{SCE}$)。这一变化趋势说明胞枝混合晶样品的腐蚀敏感性高于胞晶和柱状枝晶样品，同时细化组织间距也有利于提高合金的腐蚀抗力。此外，合金的阴极极化曲线表明细胞晶组织合金的析氢电流密度最小，即胞状组织合金的析氢反应在动力学上更难进行，因此具有更高的耐蚀性能。相反，胞枝混合晶组织的合金具有最大的析氢电流密度，耐蚀性能最差。在阳极极化曲线上不同组织形貌的合金样品均存在电流变化平台区，且有明显的转折点，在电位低于该点时，阳极电流密度随极化过程增加缓慢。这表明合金样品表面存在起保护作用的氧化膜，而细胞晶样品对应的击穿电位(E_{pt})最高，意味着细胞晶样品表面形成的氧化膜保护性更强。因此，在本书研究条件下，具有不同组织形貌的定向凝固 Mg-2% Zn 合金，其耐蚀性能由高到低依次为：细胞晶>粗胞晶>柱状枝晶>胞枝晶。

表 5-2　定向凝固 Mg-2% Zn 合金在 0.9% NaCl 溶液中的电化学参数

生长速率/(μm/s)	组织形貌	E_{pt}/V_{SCE}	E_{corr}/V_{SCE}	$i_{corr}/(μA/cm^2)$
20	粗胞晶	-1.318	-1.353	21
60	细胞晶	-1.297	-1.350	12
120	胞枝晶	-1.363	-1.414	41
200	柱状枝晶	-1.351	-1.386	30

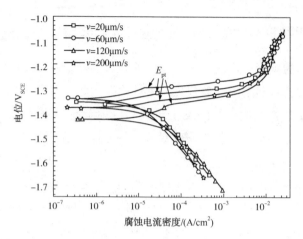

图 5-3　不同组织形貌的定向凝固 Mg-2% Zn 合金在 0.9% NaCl 溶液中的极化曲线

图 5-4(a) 为不同组织形貌的定向凝固 Mg-2% Zn 合金在 0.9% NaCl 溶液中浸泡 48h 过程中析氢量随浸泡时间的变化曲线。从图中可以看出：在浸泡初期不同组织形貌的样品均有较大的析氢速率，浸泡时间小于 8h 时，除细胞晶组织样品外，其余三种组织形貌样品析出氢气的体积差别不大。随着浸泡时间延长，不同样品析氢量的变化速率出现较大差异，且都是随着浸泡时间增大析氢量增大。当浸泡时间超过 30h 后，不同样品的析氢速率逐渐减小并趋于平稳。然而，在整个浸泡过程中，细胞晶样品的析氢量始终最小。合金析氢速率的大小与其耐蚀性能密切相关，析氢速率越小，对应合金的溶解速率越小，耐蚀性能越好。图 5-4(b) 为不同组织形貌的样品在 0.9% NaCl 溶液中浸泡 48h 后的质量损失和析氢总量。由图中可知，胞状晶样品的失重和析氢量最少，而胞枝混合晶样品的失重和析氢量最大，对应细胞晶样品的耐蚀性能最好，这与极化曲线分析结果一致。

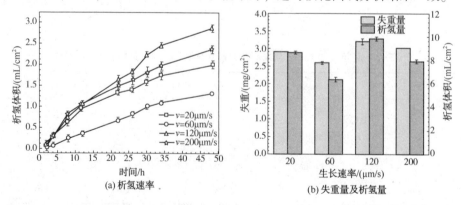

图 5-4　不同组织形貌的定向凝固 Mg-2% Zn 合金在 0.9% NaCl 溶液中浸泡 48h

图 5-5 为不同组织形貌的定向凝固 Mg-2% Zn 合金在 0.9% NaCl 溶液中分别浸泡 4h、12h 及 48h 后的腐蚀表面形貌。在浸泡初期，合金样品表面上有气泡溢出，未有明显的腐蚀发生，如图 5-5(a)、图 5-5(d)、图 5-5(g) 和图 5-5(j)，但是在胞枝混合晶样品表面观察到极少量的腐蚀产物积累[图 5-5(g)]，表明该样品局部已有轻微腐蚀。浸泡时间延长至 12h 后，不同样品表面上均有腐蚀产物积累，但腐蚀程度不同。从图 5-5(b) 和图 5-5(e) 中可以看出胞晶样品表面腐蚀

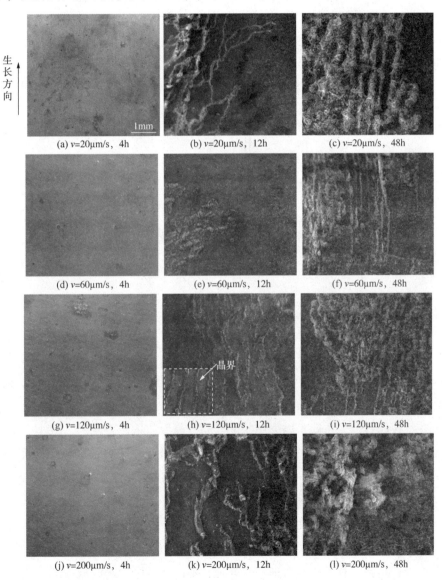

(a) v=20μm/s，4h

(b) v=20μm/s，12h

(c) v=20μm/s，48h

(d) v=60μm/s，4h

(e) v=60μm/s，12h

(f) v=60μm/s，48h

(g) v=120μm/s，4h

(h) v=120μm/s，12h

(i) v=120μm/s，48h

(j) v=200μm/s，4h

(k) v=200μm/s，12h

(l) v=200μm/s，48h

图 5-5　不同组织形貌的定向凝固 Mg-2% Zn 合金在 0.9% NaCl 溶液中的腐蚀形貌

区域小且腐蚀产物少；而胞枝混合晶样品表面存在明显的腐蚀痕迹，图5-5(h)中的局部放大图所示。当浸泡时间延长至48h后，不同组织形貌的样品均发生严重的腐蚀，样品表面上大部分区域被腐蚀产物覆盖，且腐蚀产物基本平行于合金的生长方向分布。细胞晶样品的合金样品表面腐蚀产物最少，如图5-5(f)所示，表明细胞晶样品的耐蚀性能最优。

不同样品在0.9% NaCl溶液中浸泡48h后，表面出现数量不等的白色沉淀物，对其收集并进行XRD分析，衍射谱如图5-6所示。结果表明：在0.9% NaCl溶液中Mg-Zn合金表面的腐蚀产物主要包括$Mg(OH)_2$和$MgCl_2$。不同样品表面腐蚀产物的XRD衍射谱一致，表明腐蚀产物组分一致。

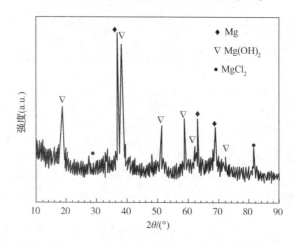

图5-6　定向凝固Mg-2% Zn合金在0.9% NaCl溶液中的腐蚀产物XRD分析

综合以上实验分析：在本书研究条件下，具有不同组织形貌的定向凝固Mg-2% Zn合金在0.9% NaCl溶液中的耐蚀性能依次为：细胞晶>粗胞晶>柱状枝晶>胞枝晶，可见组织形貌会对合金的耐蚀性能有显著影响。胞状晶合金的耐蚀性能优于柱状枝晶合金，主要是因为胞状晶样品中晶界数量显著减少，减小了第二相及杂质等阴极相析出的区域面积，从而减少电偶腐蚀的发生。此外，不同组织形貌的合金中Zn元素的偏析程度不一，也会对合金的腐蚀性能产生较大影响。

实验中对不同组织形貌的定向凝固Mg-2% Zn合金进行溶质原子含量测定，并根据WIRS方法对测量数据进行处理得到不同样品中Zn元素的分布，如图5-7所示。随着凝固分数f_s增大，Zn元素含量增加，意味着Zn元素在晶核含量低，晶界边缘含量高。对实验数据进一步处理，不同样品中元素偏析程度可通过偏析参数σ_m来表征：

$$\sigma_m = \frac{1}{nC_0} \sum_{i=1}^{n} |C_i - C_0| \qquad (5-1)$$

式中　C_i——任意测量点的 Zn 元素含量；

　　　C_0——Zn 元素的原始含量。

根据式(5-1)计算不同组织形貌定向凝固 Mg-2% Zn 合金的偏析参数 σ_m，对于具有粗胞晶、细胞晶、胞枝混合晶及柱状枝晶组织的 Mg-2% Zn 合金，Zn 元素的偏析参数 σ_m 值分别为 0.24、0.20、0.31 及 0.27，σ_m 值越小，合金元素的偏析程度越小。

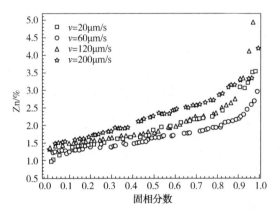

图 5-7　定向凝固 Mg-2% Zn 合金中 Zn 元素分布图

根据凝固理论，合金元素的溶质再分配同时受到扩散距离($\lambda/2$，λ 为枝晶间距)和扩散时间($\Delta T/G_L \nu$，ΔT 为凝固温度区间)的影响。当合金组织为细胞晶时，合金的生长速率低且组织间距小，Zn 元素扩散时间长且扩散距离短，分布会更加均匀，与上述分析中细小胞状晶组织 Zn 元素偏析参数值 σ_m 小的结果一致。

由于不同组织形貌的定向凝固 Mg-2% Zn 合金中 Zn 元素的偏析程度存在差异，必定会对合金的腐蚀性能产生不同的影响。由 Mg-Zn 二元相图可知，Zn 元素在 Mg 基体中存在较大的固溶度，但定向凝固过程中合金冷却速率大于平衡凝固冷却速率，因此在凝固过程中部分 Zn 元素固溶于镁基体中，部分 Zn 形成第二相沿晶界析出。一方面，由于 Zn 具有较正的腐蚀电位(-0.763V)，在贫 Zn 区与富 Zn 区会形成腐蚀电偶，Mg 作为阳极被腐蚀；另一方面，不同程度的 Zn 元素偏析会引起第二相的不均匀分布。第二相与镁基体形成腐蚀微电池且镁基体作为阳极被腐蚀。根据一维电偶理论，在阴/阳极界面处阳极腐蚀的法拉第电流密度(I_F^g)可表示为：

$$I_F^g = \frac{(E_{corr}^c - E_{corr}^a)}{\dfrac{a}{c}\rho_p^c + \rho_p^a + \rho_s}$$ (5-2)

式中　　a，c——阳极和阴极的面积或尺寸；

　　E_{corr}^a，E_{corr}^c——阳极和阴极的开路电位；

　　ρ_p^a，ρ_p^c——阳极和阴极的极化电阻；

　　ρ_s——腐蚀溶液的电阻。

在不同凝固条件下，Zn 元素的固溶程度不同，使合金的腐蚀电位 E_{corr} 产生差异，如图 5-3 和表 5-2 所示。此外，Zn 元素偏析会改变阴极相的面积，根据式 (5-2)，阳极的腐蚀电流密度会随之发生改变，也会在合金表面形成不同的腐蚀形貌，如图 5-5 所示。

5.1.3　元素含量对定向凝固 Mg-Zn 合金腐蚀性能的影响

不同 Zn 含量的定向凝固 Mg-Zn 合金在 0.9% NaCl 溶液中的极化曲线如图 5-8 所示，对应的电化学参数列于表 5-3 中。对于定向凝固 Mg-4% Zn 合金，组织形貌对合金腐蚀性能的影响规律与 Mg-2% Zn 合金的一致，即胞状晶组织的耐蚀性能优于柱状枝晶，胞枝混合晶的耐蚀性能最差[图 5-8(a)]。对照不同合金的电化学参数，不同组织形貌定向凝固 Mg-4% Zn 合金的腐蚀电流密度(i_{corr})均大于 Mg-2% Zn 合金的腐蚀电流密度，表明 Zn 元素含量增大，合金的腐蚀速率增大。当 Zn 元素含量增大为 6% 时，合金的腐蚀电位(E_{corr})进一步向负向移动，合金的腐蚀敏感性增大。对于定向凝固 Mg-6% Zn 合金[图 5-8(b)]，组织为细枝晶时腐蚀电位为 $-1.412V_{SCE}$，高于粗枝晶样品的腐蚀电位 25mV，高于胞枝晶样品腐蚀电位 60mV，即细枝晶 Mg-6% Zn 合金的腐蚀敏感性最小。同样地，胞枝混合晶 Mg-6% Zn 的腐蚀电流密度为 $101\mu A/cm^2$，组织演变为柱状枝晶时，腐蚀电流密度显著减小，组织为细小柱状枝晶时，腐蚀电流密度为 $44\mu A/cm^2$，相应的耐蚀性能显著提高。此外，从阳极极化曲线可以看出：具有细枝晶组织形貌的 Mg-6% Zn 合金存在平台区，有明显的转折点，对应击穿电位(E_{pt})为 $-1.367V_{SCE}$；而胞枝混合晶和粗柱状枝晶样品的阳极极化曲线上没有出现平台区，即合金表面没有起保护作用的氧化膜积累。这主要是因为腐蚀过程中析氢电流密度大，大量氢气析出会阻碍氧化膜在合金表面的沉积。由此可见，增大合金元素含量会使定向凝固 Mg-Zn 合金的耐蚀性能降低，而统一成分合金中细化组织间距可以改善合金的耐蚀性能。

118

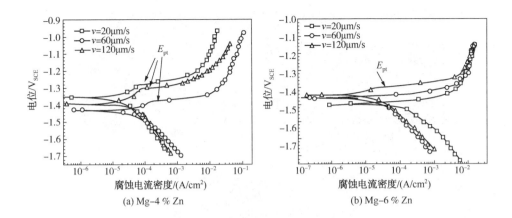

图 5-8　定向凝固 Mg-Zn 合金在 0.9% NaCl 溶液中的极化曲线

表 5-3　定向凝固 Mg-Zn 合金在 0.9% NaCl 溶液中的电化学参数

合金	生长速率/($\mu m/s$)	组织形貌	E_{pt}/V_{SCE}	E_{corr}/V_{SCE}	$i_{corr}/(\mu A/cm^2)$
	20	胞晶	−1.293	−1.354	29
Mg−4% Zn	60	胞枝晶	−1.381	−1.432	53
	120	柱状枝晶	−1.301	−1.391	36
	20	胞枝晶	—	−1.472	101
Mg−6% Zn	60	粗枝晶	—	−1.437	50
	120	细枝晶	−1.367	−1.412	44

　　图 5-9 为不同组织形貌的定向凝固 Mg-4% Zn 合金浸泡 48h 后的腐蚀形貌。组织为胞状晶时，样品表面平坦，腐蚀较浅，如图 5-9(a) 所示，组织为胞枝混合晶时，金发生了局部腐蚀，样品表面出现点蚀坑，如图 5-9(b) 中箭头所指，组织为柱状枝晶时，合金表面仅出现少量浅而小的点蚀坑[图 5-9(c)]。

　　图 5-10 为不同组织形貌的定向凝固 Mg-6% Zn 合金在 0.9% NaCl 溶液中浸泡 48h 后的表面形貌。合金样品组织为胞枝混晶时($v=20\mu m/s$)，合金发生了严重的腐蚀，样品表面出现大量的点蚀坑，如图 5-10(a) 中箭头所指，合金组织形貌演变为柱状枝晶后，合金的耐蚀性能提高，样品腐蚀表面变得平坦且均匀，如图 5-10(b) 所示。随着生长速率增大，合金组织间距减小，组织表现为细小的柱状枝晶($v=120\mu m/s$)，合金的耐蚀性能进一步提高，样品表面腐蚀均匀，腐蚀较浅，无腐蚀坑出现，如图 5-10(c) 所示。

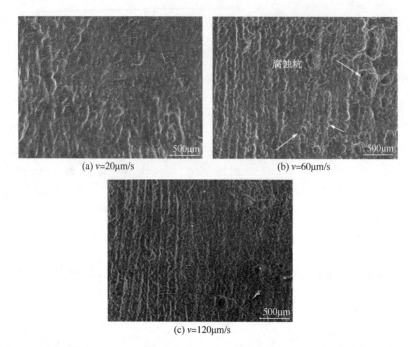

(a) *v*=20μm/s   (b) *v*=60μm/s

(c) *v*=120μm/s

图 5-9   定向凝固 Mg-4% Zn 合金在 0.9% NaCl 溶液中浸泡 48h 后的腐蚀表面形貌

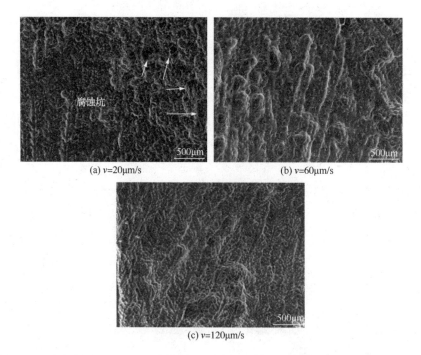

(a) *v*=20μm/s   (b) *v*=60μm/s

(c) *v*=120μm/s

图 5-10   定向凝固 Mg-6% Zn 合金在 0.9% NaCl 溶液中浸泡 48h 后的腐蚀表面形貌

120

图 5-11 为分别为定向凝固 Mg-4% Zn、Mg-6% Zn 合金在 0.9% NaCl 溶液中浸泡 48h 过程中的析氢速率。从图 5-11a 可以看出，Mg-4% Zn 合金组织呈胞状晶时析氢速率最小，且不同组织形貌样品的析氢速率随着浸泡时间延长而减小。主要原因在于不同样品表面均有氧化产物累积，能够一定程度地减缓合金的腐蚀速率。对于 Mg-6% Zn 合金[图 5-11(b)]，浸泡初期不同组织形貌样品的析氢速率非常接近，但是随着浸泡时间延长，析氢速率增大，且只有细枝晶样品在浸泡后期析氢速率有减小趋势。究其原因主要是因为具有胞枝混合晶和粗枝晶的 Mg-6% Zn 合金析氢速率大，氧化产物很难在样品表面积累，这与 Mg-6% Zn 合金阳极极化曲线无平台区反映的结果一致。

综上所述，定向凝固 Mg-Zn 合金的腐蚀性能受到组织形貌、合金元素含量及其分布的影响，在本实验条件下主要与生长速率相关，生长速率影响了 Zn 元素的微观偏析和组织间距。

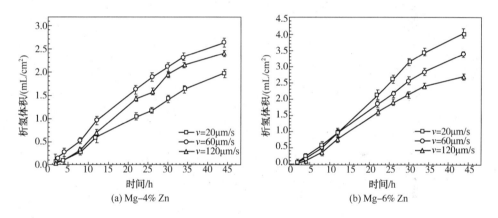

(a) Mg-4% Zn   (b) Mg-6% Zn

图 5-11 不同生长速率定向凝固 Mg-Zn 合金在 0.9% NaCl 溶液中浸泡 48h 的析氢速率

图 5-12 是不同生长速率下定向凝固 Mg-4% Zn 及 Mg-6% Zn 合金样品在 0.9% NaCl 溶液中浸泡 48h 后的失重量及析氢总量。从图 5-12(a) 可以看出：不同组织形貌定向凝固 Mg-6% Zn 合金的失重量是 Mg-4% Zn 合金的 1.3 倍以上，最大为 1.6 倍。随着 Zn 元素含量增加，合金的析氢量急剧增大，不同组织形貌定向凝固 Mg-6% Zn 合金的析氢量比 Mg-4% Zn 的高出 37%，最多为 85%[图 5-12(b)]，表明当 Zn 元素含量增加到 6% 时，Mg-Zn 合金的抗腐蚀性能急剧恶化，这与前期的研究结果一致。此外，在同一成分的合金中，组织形貌对合金腐蚀性能的影响规律与 Mg-2% Zn 合金的研究结果一致，即胞枝混合晶样品的耐腐蚀性能最差，细化组织间距有利于改善镁合金的耐腐蚀性能。

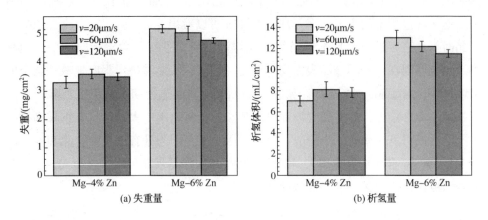

图5-12　不同生长速率定向凝固Mg-Zn合金在0.9% NaCl溶液中浸泡48h的析氢总量

5.1.4　腐蚀过程分析

综合以上实验结果和分析过程可知，随着Zn元素含量增加，第二相的体积分数增大，Zn元素分布的不均匀性增大，合金中形成腐蚀微电池的数量增多，如式(5-2)所示，对应的腐蚀电流密度增大，合金的耐蚀性能明显降低。此外，在pH值小于11的腐蚀溶液中，$Mg(OH)_2$氧化膜不能够稳定存在，对镁基体起不到有效地保护作用。

综合实验研究结果，定向凝固镁合金在0.9% NaCl溶液中的腐蚀过程可由图5-13进行描述：当镁合金样品与NaCl溶液接触后，由于第二相与基体之间存在电位差，第二相与镁基体形成腐蚀电偶，镁基体作为阳极开始溶解，同时贫Zn区与富Zn区存在电位差，亦可形成腐蚀微电偶，贫Zn区作为阳极被腐蚀，如图5-13(a)所示。相应的阴极反应为氢的去极化，阴极反应使溶液局部的pH值增大，在合金样品表面上形成$Mg(OH)_2$氧化膜，但是由于H_2的析出以及Cl^-作用，表面氧化膜不稳定以至于出现裂纹或部分脱落，如图5-13(b)所示。这些裂纹会成为溶液和离子扩散的重要通道，使镁基体始终与腐蚀性介质直接接触，镁基体的不断溶解会在样品表面形成深浅不一的腐蚀痕迹，如图5-9和图5-10所示。由于晶界周围镁基体的溶解，沿晶界析出的第二相会因为失去支撑而剥落或碎化，在合金表面形成深度较大的孔洞，孔洞连接最后会形成尺寸较大的腐蚀坑，如图5-13(c)所示。

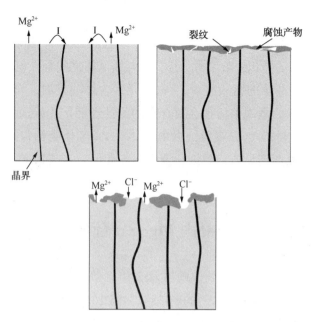

图 5-13　定向凝固 Mg-Zn 合金在 NaCl 溶液中的腐蚀过程示意图

　　由于 Mg-Zn 二元合金的溶质分配系数 $k<1$，根据凝固理论，在合金凝固过程中，Zn 元素会在固-液界面前沿富集，先凝固部分的 Zn 元素含量低于后凝固部分。此外，在凝固过程中枝晶间及晶界等区域一般最后凝固，因此会具有较高的元素含量，如图 5-14(a)所示。因此，由于 Zn 元素的不均匀分布，在贫 Zn 区和富 Zn 区后存在电位差，贫 Zn 区的镁基体作为阳极优先被腐蚀，如图 5-14(b)所示，Mg-4% Zn 合金在 0.9% NaCl 溶液中浸泡 24h 后，晶内因腐蚀形成了深度较小的凹坑。

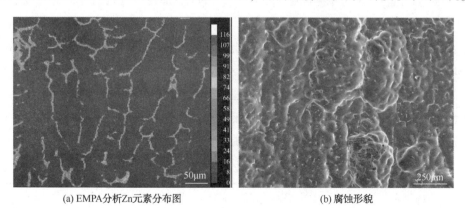

(a) EMPA分析Zn元素分布图　　　　　　　　　(b) 腐蚀形貌

图 5-14　定向凝固 Mg-4% Zn 合金($v=60\mu m/s$)中元素分析及

在 0.9% NaCl 溶液中浸泡 48h 后的腐蚀形貌

综合以上分析可知，在不同凝固条件下 Mg-Zn 合金中 Zn 元素的含量，存在状态以及分布情况都会对合金的耐腐蚀性能产生重要影响。随着 Zn 元素含量增加，合金中第二相的体积分数增大，第二相与镁基体之间存在电位差，会形成腐蚀电偶显著增大镁基体的腐蚀速率。当 Zn 元素含量一定时，合金的组织形貌，组织间距以及元素的微观偏析也会对合金的耐蚀性能产生极大的影响，通常情况下，贫 Zn 区与富 Zn 区形成腐蚀微电偶，贫 Zn 区作为阳极被腐蚀胞；枝混合晶组织的耐腐蚀性能最差，且细化合金组织间距有利于改善镁合金的耐腐蚀性能。

5.2 热处理对定向凝固 Mg-Zn 合金腐蚀性能的影响

第 4.1.3 节中综合 DSC、显微硬度及金相显微组织观察的结果获得适用于 Mg-4% Zn 合金的固溶处理工艺为在 335℃ 保温 16h。本节中采用同样的热处理制度对生长速率为 60μm/s 时的定向凝固 Mg-4% Zn 合金样品进行固溶处理，并进行电化学极化曲线和浸泡实验测试，分析热处理对定向凝固 Mg-Zn 合金耐腐蚀性能的影响。固溶处理前后定向凝固 Mg-4% Zn 合金的极化曲线如图 5-15 所示，根据 Tafel 外推法得到相应的电化学参数，列于表 5-4 中。从不同状态合金样品的电化学参数变化趋势可以看出，固溶热处理后定向凝固 Mg-4% Zn 合金样品的腐蚀电位上升了 49mV，表明固溶处理能使合金的腐蚀敏感性降低。根据阴极极化曲线获得不同样品对应的腐蚀电流密度，未经固溶处理的定向凝固 Mg-4%Zn 合金样品的腐蚀电流密度为 53μA/cm²，而固溶处理后样品的腐蚀电流密度减小到 44μA/cm²，即固溶处理可以提高合金的耐腐蚀性能。此外，在不同状态样品的阳极极化曲线上均能观察到电流变化平台区，如图中箭头所指，固溶处理后合金样品的击穿电位(E_{pt})为 -1.338V_{SCE}，明显高于未经固溶处理合金样品的击穿电位 -1.381V_{SCE}。结合固溶处理前后合金样品的极化曲线以及电化学参数变化趋势可以得出，固溶处理能够降低合金的腐蚀敏感性，减小合金的腐蚀电流密度，有助于改善镁合金的耐腐蚀性能。

表 5-4 固溶处理前后定向凝固 Mg-4% Zn 合金在 0.9% NaCl 溶液中的电化学参数

合金状态	E_{pt}/V_{SCE}	E_{corr}/V_{SCE}	$i_{corr}/(\mu A/cm^2)$
固溶处理	−1.338	−1.383	44
定向凝固	−1.381	−1.432	53

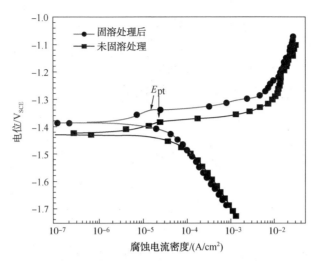

图 5-15　固溶处理前后定向凝固 Mg-4% Zn 合金在 0.9% NaCl 溶液中的极化曲线

图 5-16 为固溶处理前后生长速率为 60μm/s 时定向凝固 Mg-4% Zn 合金在 0.9% NaCl 溶液中浸泡 48h 过程中析氢量随时间的变化曲线。可以看出，随着浸泡时间延长，不同样品的析氢速率逐渐减小，在整个浸泡过程中，固溶态样品的析氢量始终较小。

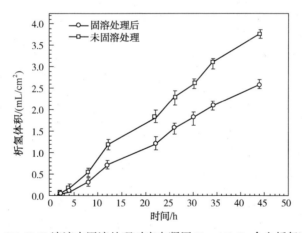

图 5-16　0.9% NaCl 溶液中固溶处理对定向凝固 Mg-4% Zn 合金析氢速率的影响

由图 5-15 及图 5-16 可知，固溶处理能显著改善合金的耐蚀性能，主要原因在于合金中第二相的数量以及 Zn 元素的分布状态。由式(5-2)可知，镁合金的腐蚀速率与阴阳极面积比有关。固溶处理前合金中的第二相离散地分布在晶界上，作为阴极加速其周围镁基体的腐蚀，Zn 元素的不均匀分布也会增加阴阳极面积比，增加腐蚀微电偶的面积，使合金的腐蚀速率增大。固溶处理使绝大部分的第二相固溶于基体中，促进 Zn 元素扩散，使其均匀分布，从而有效改善合金的耐蚀性能。

5.3 定向凝固 Mg-Zn 合金腐蚀性能的各向异性

前期大量的研究表明，净化合金中的杂质元素、调整合金成分、控制组织形貌以及表面改性等方法均会改善镁合金的耐蚀性能。除此之外，晶体取向也会对镁合金的腐蚀性能产生影响，国内外研究工作者对此也开展了初步的实验研究和理论分析。

变形加工能够获得形变织构，实现组织的择优取向，研究者们研究了变形镁合金中晶体取向对腐蚀性能的影响。Song 等人研究了晶体学取向对轧制态 AZ31 镁合金腐蚀行为的影响，结果指出：在 5% NaCl 溶液中 $\{0002\}$ 晶面的电化学稳定性优于 $\{10\bar{1}0\}$ 及 $\{11\bar{2}0\}$ 晶面。挤压态 AZ31 镁合金中织构对腐蚀性能的影响也有相同的规律。采用理论计算得到 $\{10\bar{1}0\}$ 及 $\{11\bar{2}0\}$ 晶面的腐蚀速率是 $\{0002\}$ 基面腐蚀速率的 8.42 倍，且变形镁合金的腐蚀速率会随 $\{0002\}$ 基面织构强度的减弱而增大。晶体取向对腐蚀性能的影响在挤压态 AZ80 合金中也有研究报道。但上述研究结果仅为变形镁合金中细小晶粒的平均性能表征，不同于具有特定生长取向的镁合金中腐蚀性能与晶体取向的关系。

近年来，纯镁单晶被用于考察晶体取向对镁腐蚀性能的影响。例如，Shin 等人对比研究了具有不同晶体学取向的纯镁单晶在 3.5% NaCl 溶液中的腐蚀行为，研究结果指出 $\{0002\}$ 及 $\{10\bar{1}0\}$ 面与其他晶面相比具有较高的点蚀抗力。Liu 等人研究了具有不同晶体取向表面的纯镁 0.1M HCl 溶液中的腐蚀性能，研究结果表明在纯镁接近 $\{0002\}$ 晶体取向的表面具有最高的耐腐蚀性能。Song 和 Xu 详细表征了多晶纯镁中不同取向晶粒的腐蚀行为，结果表明具有基面取向的晶粒比非基面取向的晶粒有更好的耐腐蚀性能。同样地，Hagihara 等人对比研究了纯镁、Mg-0.3% Al(体积)及 Mg-0.02% Cu(体积)合金单晶中晶体取向对腐蚀行为的影响，结果表明在所有的测试晶面中 $\{0002\}$ 面具有最高的腐蚀抗力。研究结果同样指出导致不同晶面取向存在耐腐蚀性能差异的主要原因在于不同晶面上原子排列密度的差异。

现有研究主要集中于纯镁单晶甚至多晶纯镁中的单个晶粒，实验结果是否能真实地反映具有特定生长取向的多晶镁合金的腐蚀行为需要进一步实验探究。因此，本节以不同晶体取向的定向凝固 Mg-4% Zn 合金($v=120\mu m/s$)作为研究对象，在 0.9% NaCl 溶液中采用电化学测试和浸泡实验来研究晶体取向对镁合金腐蚀性能的影响，并对其进行理论分析。

5.3.1 电化学行为

图 5-17 为具有不同晶体取向的定向凝固 Mg-4% Zn 合金样品($v=120\mu m/s$)在 0.9% NaCl 溶液中的极化曲线。根据 Tafel 外推法得到的电化学参数：击穿电位(E_{pt})、腐蚀电位(E_{corr})及腐蚀电流密度(i_{corr})见表 5-5。LD 样品具有较大的 E_{pt}值($-1.301V_{SCE}$)，高于 TD 样品 64mV。表明 LD 样品表面形成的氧化膜比较稳定。此外，LD 样品具有较高的 E_{corr}值($-1.391V_{SCE}$)以及较小的 i_{corr}值($35.9\mu A/cm^2$)，表明 LD 样品腐蚀敏感性较低，耐蚀性能好。

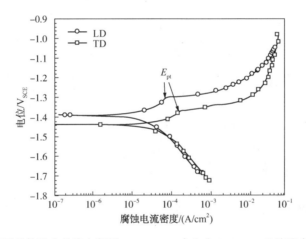

图 5-17　不同晶体取向的定向凝固 Mg-4% Zn 合金在 0.9% NaCl 溶液中的极化曲线

表 5-5　不同晶体取向的定向凝固 Mg-4% Zn 合金在 0.9% NaCl 溶液中的电化学参数

样品	E_{pt}/V_{SCE}	E_{corr}/V_{SCE}	$i_{corr}/(\mu A/cm^2)$
LD	-1.301	-1.391	35.9
TD	-1.365	-1.442	50.1

图 5-18 为不同晶体取向的定向凝固 Mg-4% Zn 合金样品($v=120\mu m/s$)在 0.9% NaCl 溶液中的电化学阻抗图谱。从 Nyquist 图可以看出：不同晶体取向的样品在高频区和中频区均出现容抗弧，如图 5-18(a)所示，并且 LD 样品容抗弧的直径大于 TD 样品的，这表明不同晶体取向样品具有相同的腐蚀机理，但是 LD 样品对应的电化学过程较慢。在表征阻抗模值 | Z | 与频率 ω 关系的 Bode 图中，

随着频率降低不同样品的阻抗值均增加，变化趋势一致均表明样品的腐蚀机理相同，但是 LD 样品的阻抗模值｜Z｜始终大于 TD 样品的阻抗模值［图 5-18(b)］，表明 LD 样品具有较高的腐蚀抗力，这与 Nyquist 图反映的结果一致。此外，在表征相位角 θ 与频率 ω 关系的 Bode 图中［图 5-18(c)］，不同晶体取向样品频率 ω 随相位角 θ 的变化过程中均出现两个波峰，这与 Nyquist 图中出现的两个容抗弧的结果相吻合。

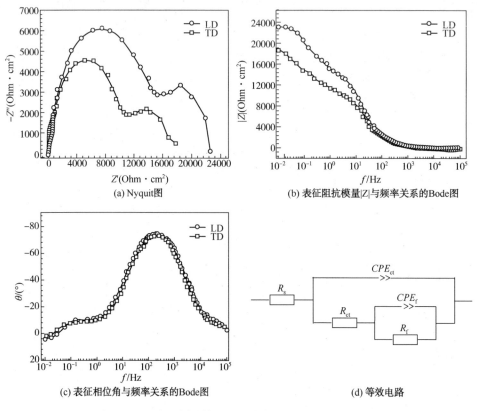

(a) Nyquit图

(b) 表征阻抗模量|Z|与频率关系的Bode图

(c) 表征相位角与频率关系的Bode图

(d) 等效电路

图 5-18　具有不同晶体取向的定向凝固 Mg-4% Zn 合金
在 0.9% NaCl 溶液中的电化学阻抗图谱

使用拟合等效电路图分析 Nyquist 图，进一步理解不同晶体取向合金样品的腐蚀过程，等效电路如图 5-18(d) 所示。电路图中各元件对应的电化学参数通过 ZSimpWin 3.20 软件拟合，结果列于表 5-6 中。其中 R_s 代表溶液电阻，R_{ct} 为电子转移电阻，R_f 为表面氧化膜电阻。由于弥散效应，常相位元素 CPE_{ct} 及 CPE_f 分别用于描述电子转移的容抗行为 C_{ct} 以及氧化膜的容抗行为 C_f，表中 Q 为 CPE 常数，n 为无量纲的 CPE 指数。CPE_{ct} 与腐蚀反应面积相关，该值越大，表明样品表面的腐蚀面积越大；CPE_f 与氧化膜的厚度相关，该值越小，表明金属表面有相对较厚且致密的氧化膜生成。通过数据拟合结果可知，LD 样品的 R_{ct} 及 R_f 值均大于 TD 样品的，表明 LD 样品具有较大的腐蚀抗力。此外，用于描述双电层电容的 Q_{ct} 及 Q_f 值随合金耐蚀性能降低而增大，对照 LD 样品及 TD 样品的 Q_{ct} 和 Q_f 值，进一步说明具有基面织构的 LD 样品表面形成的氧化膜对基体具有较好的保护作用、耐蚀性能较好，这与 LD 样品电化学极化曲线中击穿电位较大的分析结果一致。

表 5-6　电化学阻抗谱等效电路的拟合结果

样品	$R_s/\Omega \cdot cm^2$	$R_{ct}/$ $k\Omega \cdot cm^2$	CPE_{ct}		$R_f/$ $k\Omega \cdot cm^2$	CPE_f	
			$Q_{ct}/\mu F \cdot s^n \cdot cm^{-2}$	n		$Q_f/\mu F \cdot s^n \cdot cm^{-2}$	n
LD	96.5	13.6	1.25	0.93	9.27	87.8	0.71
TD	97.1	10.4	1.48	0.81	6.64	104.7	0.80

5.3.2　耐蚀性实验

图 5-19(a) 为不同晶体取向的定向凝固 Mg-4% Zn 合金析氢量与浸泡时间之间的关系曲线。在浸泡时间少于 12h 时，不同样品的析氢速率非常接近；随着浸泡时间延长，LD 样品的析氢速率逐渐降低。根据不同浸泡时间的析氢量计算得到对应的腐蚀速率，如图 5-19(b) 所示。镁在溶液中的反应式表明 1mol 的 Mg(22.31g)溶解会产生 1mol 的氢气(22.4L)，腐蚀速率 $[P_H, mg/(cm^2 \cdot h)]$ 可由式(5-3)得到：

$$P_H = 1.085 V_H / t \tag{5-3}$$

式中　V_H——氢气体积，mL/cm^2；

　　　t——浸泡时间。

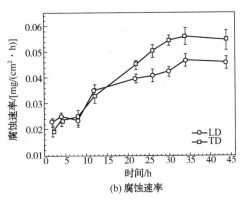

(a) 析氢量　　　　　　　　　　(b) 腐蚀速率

图 5-19　不同晶体取向的定向凝固 Mg-4% Zn 合金在 0.9% NaCl 溶液中金浸泡 48h

从图 5-19(b)中可以看出：浸泡初期腐蚀速率有一些波动，主要是因为析氢量少，实验测量误差较大；浸泡 12h 后，腐蚀速率快速增大随后逐渐平稳，且 LD 样品的腐蚀速率较小。

不同晶体取向定向凝固 Mg-4% Zn 合金样品($v=120\mu m/s$)在 0.9% NaCl 溶液中浸泡 48h 后的腐蚀形貌如图 5-20 所示。图 5-20(a)和图 5-20(c)中箭头所指为定向凝固 Mg-4% Zn 合金的生长方向。从图 5-20(a)中可以观察到 LD 样品的腐蚀面积较小，腐蚀产物积累较少且腐蚀产物基本平行于合金的生长方向分布。而 TD 样品发生了严重的腐蚀，样品表面几乎全被腐蚀产物覆盖，如图 5-20(b)所示。使用铬酸溶液除去合金样品表面的腐蚀产物，并观察样品的表面形貌，可以看出 LD 样品表面的粗糙度较小，腐蚀痕迹较浅且平行分布，无显著的局部腐蚀发生，TD 样品表面却存在大量深度及体积不同的腐蚀坑，如图 5-20(d)中箭头所指。

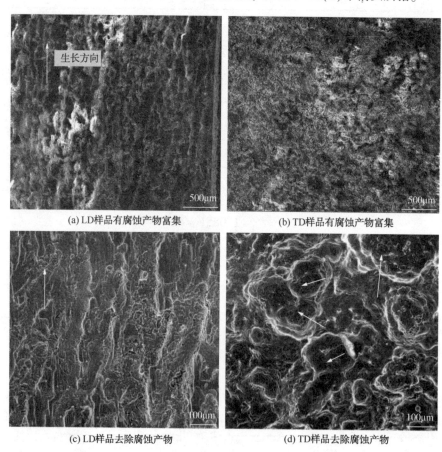

(a) LD样品有腐蚀产物富集   (b) TD样品有腐蚀产物富集

(c) LD样品去除腐蚀产物   (d) TD样品去除腐蚀产物

图 5-20 定向凝固 Mg-4% Zn 合金($v=120\mu m/s$)在 0.9% NaCl 溶液中浸泡 48h 后的腐蚀表面形貌

使用铬酸溶液清洗不同晶体取向浸泡样品表面的腐蚀产物，采用激光共聚焦观察样品的表面腐蚀形貌，结果如图5-21所示。图5-21(a)左上角所示图例中指出所能观察到样品表面的最低点和最高点，最终以样品表面呈现的不同颜色来表征腐蚀深度以及腐蚀的均匀性。从图5-21(a)中可以看出，LD样品腐蚀表面比较平坦，腐蚀较轻，样品表面仅出现深度较浅且平行分布的腐蚀痕迹，样品表面无显著的局部腐蚀发生。而TD样品表面发生了严重的局部腐蚀，在样品表面能够观察到较大的腐蚀坑，如图5-21(b)所示。激光共聚焦观察结果能够更加直观地表明，TD样品表面发生了均匀腐蚀，而TD样品表面存在局部腐蚀。此外，不同晶体取向合金样品在浸泡过程中表现出来的腐蚀性能与电化学分析结果一致。

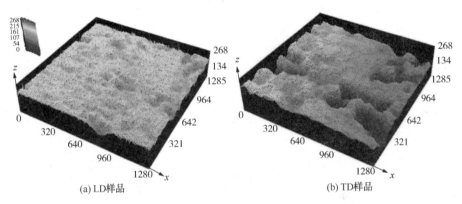

(a) LD样品　　　　　　　　　　(b) TD样品

图5-21　激光共聚焦表征定向凝固Mg-4% Zn合金在0.9% NaCl
溶液中浸泡48h后的腐蚀表面形貌

5.3.3　腐蚀性能各向异性理论分析

由组织形貌图可知TD样品中晶界较多，沿晶界析出的第二相有较高的腐蚀电位，容易与基体形成腐蚀电偶，使晶界周围成为腐蚀敏感区。图5-22为不同样品中的第二相分布，LD样品中有大量的第二相沿晶界不连续分布，而TD样品中晶界清晰，第二相较少。根据一维电偶腐蚀原理[式(5-2)]，第二相数量增多，合金的腐蚀速率增大。大量的晶界和少量的第二相对镁合金的腐蚀性能具有相反的作用，相互抑制。因此，耐蚀性能各向异性的主要原因是晶面取向的差异。

一方面，晶面取向不同会使样品表面的电化学活性存在差异。原子的溶解激活能与表面能相关，表面能越低，原子的溶解激活能越高，合金越不容易发生腐

131

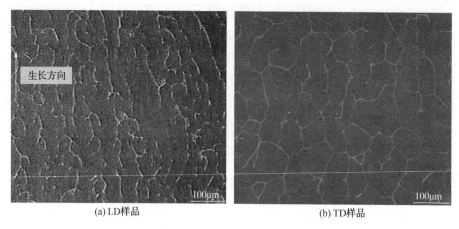

(a) LD样品   (b) TD样品

图 5-22　不同取向样品中第二相分布

蚀。根据前期研究报道，$\{0002\}$面的表面能为 15.4kJ/mol，$\{10\bar{1}0\}$ 和$\{11\bar{2}0\}$ 晶面的表面能明显高于基面，分别为 30.4kJ/mol 及 29.9kJ/mol。因此，$\{0002\}$晶面上原子溶解速率较低。由图 3-17 及图 3-18 可知，LD 样品具有$\{0002\}$基面织构，这与 LD 样品具有较低的腐蚀速率结果一致（图 5-19）。此外，原子溶解速率与原子间的化学键强有关，原子键能越强，Mg 原子需要克服更大的阻力才能溶解形成 Mg^{2+}。从表 5-6 中可知，LD 样品的 R_{ct} 值较大，与分析结果吻合。

另一方面，根据表 5-6 可知，不同样品的 R_f 值不同，意味着样品表面的氧化膜对腐蚀过程的影响存在差异。实验中对不同样品表面的氧化膜进行 XPS 分析，Mg 与 O 原子谱如图 5-23 所示。可以看出，Mg/O 原子比随着氧化膜深度增加而增大，最后达到一个稳定值。对于 LD 样品和 TD 样品该值分别为 81nm 和

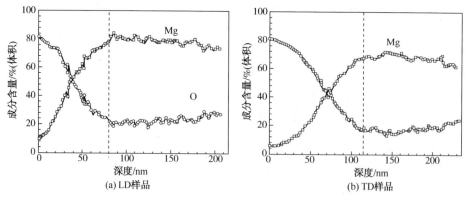

(a) LD样品   (b) TD样品

图 5-23　具有不同晶体取向的样品表面腐蚀产物 XPS 溅射分析

113nm。表明在 LD 样品表面氧化膜的保护能力较强，能减缓样品的溶解速率，这与电化学极化曲线分析中 LD 样品具有较高的 E_{pt} 值一致。K. Hagihara 等人的研究指出，用于描述氧化膜有效性的 Pilling-Bedworth（PB）值会随着晶体取向和原子密排度的变化而不同。对于具有 {0002} 基面织构的 LD 样品，PB 值会随原子密排度的增大而增大，氧化膜的稳定性增强，从而改善合金的耐蚀性能。

5.4 本章小结

本章在 0.9% NaCl 溶液中研究了生长方向上组织形貌对定向凝固 Mg-Zn 合金腐蚀性能的影响规律以及定向凝固镁合金腐蚀性能的各向异性，并进行了理论分析。主要结论如下：

① 定向凝固 Mg-Zn 合金中，胞晶与柱状枝晶样品的耐蚀性能优于胞枝混合晶样品，且细化组织间距有利于改善合金的耐蚀性能。生长速率影响 Zn 元素的微观偏析和组织间距，合金元素分布越均匀，组织间距越小，合金的耐蚀性能越高。

② 增加 Zn 元素含量，组织形貌对定向凝固镁合金耐蚀性能的影响规律一致，但由于合金中第二相数量增多，定向凝固 Mg-Zn 合金的耐蚀性能降低。

③ 平行生长方向表面的耐蚀性能优于垂直生长方向表面，主要原因在于基面的表面能低，原子的激活能高，较强的原子键能提高合金原子的溶解阻力，有利于合金表面形成稳定的氧化膜。

6 定向凝固镁合金的降解性能

腐蚀速率太快是限制生物医用镁合金应用的一个重要因素。过快且不可控制的降解速率会使合金强度急剧下降，释放出氢气的同时使植入部位 pH 值增大，不利于组织愈合。此外，由于第二相与镁基体发生电偶腐蚀，会使晶粒从合金表面剥落，形成较大的腐蚀坑，腐蚀坑周围容易产生应力集中，削弱合金的整体性能。大量的研究工作表明，组织形貌对镁合金的腐蚀行为具有非常重要的影响。

综合定向凝固 Mg-Zn 合金的力学性能以及 0.9% NaCl 溶液中腐蚀性能的研究结果，定向凝固 Mg-4% Zn 合金具有较高的力学性能和较低的腐蚀速率。本章主要以定向凝固 Mg-4% Zn 合金作为研究对象，研究该合金在 Hank's 模拟体液中的降解行为，以揭示定向凝固组织对镁合金降解性能的影响。

6.1 不同组织形貌 Mg-4% Zn 合金在 Hank's 溶液中腐蚀行为

实验中分别对具有胞晶和柱状枝晶的定向凝固 Mg-4% Zn 合金，在 Hank's 溶液中进行电化学测试和浸泡析氢实验研究其降解行为，并以等轴晶组织的重力铸造 Mg-4% Zn 合金作为对照。由合金的组织形貌观察及生长取向分析可知：定向凝固 Mg-4% Zn 合金在抽拉速率分别为 $20\mu m/s$，$120\mu m/s$ 时组织表现为胞状晶和柱状枝晶，第二相细小不连续的沿晶界分布，同时定向凝固 Mg-4% Zn 合金组织沿 <1120> 方向择优生长，且沿生长方向形成 {0002} 基面织构。普通铸造条件下 Mg-4% Zn 合金晶粒粗大，取向随机，大量的第二相沿晶界不连续析出。

6.1.1 电化学行为

上述三种组织形貌的 Mg-4% Zn 合金在 Hank's 溶液中的电化学极化曲线如图 6-1 所示。击穿电位（E_{pt}）、腐蚀电位（E_{corr}）及腐蚀电流密度（i_{corr}）等电化学参数通过 Tafel 外推法获得，列于表 6-1 中。从极化曲线图可以看出：不同样品的阳极极化曲线均存在平台区，表明在腐蚀过程中有氧化膜形成。但击穿电位 E_{pt} 值不同，柱状晶组织样品的 E_{pt} 值明显高于等轴晶样品的，说明等轴晶组织的合金发生点蚀的倾向性较大。此外，从极化曲线也可以得到：胞晶样品具有最大的腐蚀电位值 $E_{corr}(-1.332V_{SCE})$ 和最小的腐蚀电流密度 $i_{corr}(1.18\mu A/cm^2)$；而等轴晶样品的腐蚀电位向负向移动（$-1.446V_{SCE}$），腐蚀电流密度最大（$4.25\mu A/cm^2$），即具有胞晶组织样品的电化学性能最好。因此，在本实验条件下，具有不同组织形貌的 Mg-4% Zn 合金腐蚀降解速率由小到大依次为：胞状晶＜柱状枝晶＜等轴晶。

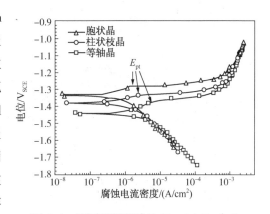

图 6-1　不同组织形貌的 Mg-4% Zn 合金在 Hank's 溶液中的极化曲线

表 6-1　不同组织形貌的 Mg-4% Zn 合金在 Hank's 溶液中的电化学参数

组织形貌	E_{pt}/V_{SCE}	E_{corr}/V_{SCE}	$i_{corr}/(\mu A/cm^2)$
胞状晶	−1.283	−1.332	7.44
柱状枝晶	−1.340	−1.384	16.71
等轴晶	−1.379	−1.446	43.91

6.1.2　腐蚀过程分析

为分析腐蚀行为,对不同样品在浸泡过程中的 pH 值进行跟踪检测,结果如图 6-2(a)所示。图中可以看出,不同组织形貌的合金样品在浸泡中 pH 值随时间变化的趋势相同:在浸泡初期,pH 值由最初的 7.4 迅速增加,浸泡 15h 后,pH 值的增大速率逐渐减小,其中胞晶样品的 pH 值增加速率最小,浸泡时间延长至 35h 后,pH 值达到一个稳定值。对合金浸泡过程中的析氢速率进行记录,如图 6-2(b)所示。在浸泡初期,析氢速率显著增加,随着浸泡时间延长,析氢速率明显减小。不同样品浸泡 7 天后,使用铬酸溶液清洗后称重,失重量如图 6-2(c)所示。失重量的变化趋势与电化学测试及析氢实验结果一致。

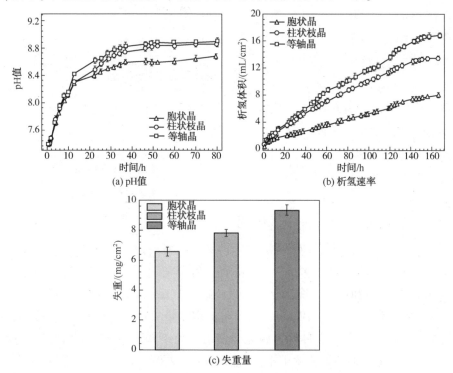

图 6-2　具有不同组织形貌的 Mg-4% Zn 合金在 Hank's 溶液中浸泡 7 天后的实验结果

6.1.3 腐蚀表面形貌观察

研究中分别使用扫描电镜 SEM 和表面形貌仪观察不同样品在 Hank's 溶液中浸泡 7 天后的腐蚀形貌。图 6-3(a) 和图 6-3(c) 中箭头所指为定向凝固 Mg-4% Zn 合金的生长方向。从图 6-3(a) 和图 6-3(b) 中可以看出，胞晶样品的腐蚀面

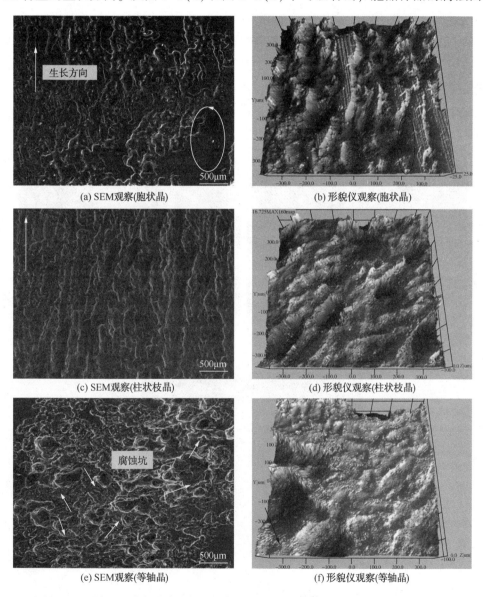

图 6-3　不同组织形貌的 Mg-4% Zn 合金在 Hank's 溶液中浸泡 7 天后的表面形貌

积较小，表面尚有部分区域存在样品制备过程中形成的划痕，如图中椭圆区域所示；合金组织形貌为柱状枝晶时，样品表面均发生腐蚀，但腐蚀均匀，腐蚀痕迹平行于生长方向。与上述两种样品不同，等轴晶样品经历了严重的腐蚀，表面上形成了大量尺寸不一的腐蚀坑，如图 6-3(e)和图 6-3(f)所示，表明合金在浸泡过程中发生了局部腐蚀。

此外，观察不同样品在 Hank's 溶液中浸泡 7 天后的横截面，由图 6-4(a)可以看出，胞晶样品表面比较平坦，仅有轻微的腐蚀。柱状枝晶样品表面发生了明显的腐蚀，且腐蚀除了沿表面扩展外，还沿深度方向发展[图 6-4(b)]。等轴晶样品的腐蚀最严重，在局部区域合金沿深度方向形成很大的腐蚀坑[图 6-4(c)]。综合以上实验结果和分析，组织形貌对镁合金的耐蚀性能有显著影响，而定向凝固技术能够有效地改善镁合金的耐蚀性能。

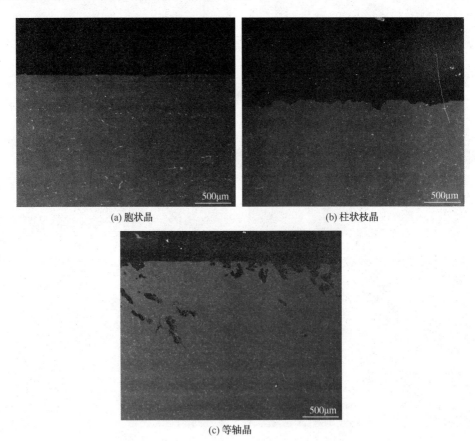

(a) 胞状晶　　　　　　　　　　　　　(b) 柱状枝晶

(c) 等轴晶

图 6-4　不同组织形貌的 Mg-4% Zn 合金在 Hank's
溶液中浸泡 7 天后的腐蚀截面 SEM 照片

6.2 结果分析

（1）晶体取向对降解速率的影响

前期研究结果表明：合金的腐蚀速率与表面能有关，表面能越低，腐蚀速率越小，而表面能受到原子密排度和键能的影响。一般地，原子密排面上原子配位数大且原子键能强，表面能低。根据合金腐蚀原理，金属原子的溶解速率可由式（6-1）表示：

$$I_\alpha = nFk\exp\left[(Q+\alpha nFE)/RT\right] \tag{6-1}$$

式中　　n——参加电化学反应的电子数；

　　　　k——反应常数；

　　　　α——电子转移系数；

F，R，T，E——法拉第常数、气体常数、绝对温度及电极电位；

　　　　Q——金属离子逃离晶格所需要的激活能，大小与表面能 E_s 有关，$Q=Q_0-E_s$（Q_0 为常数）。

在一定的极化电位下，$\{10\bar{1}0\}$ 和 $\{11\bar{2}0\}$ 晶面与 $\{0002\}$ 晶面的腐蚀速率之比分别为：

$$\frac{I_\alpha^{(10\bar{1}0)}}{I_\alpha^{(0002)}} = \exp\left(\frac{E_s^{(10\bar{1}0)}-E_s^{(0002)}}{RT}\right) \tag{6-2}$$

$$\frac{I_\alpha^{(11\bar{2}0)}}{I_\alpha^{(0002)}} = \exp\left(\frac{E_s^{(11\bar{2}0)}-E_s^{(0002)}}{RT}\right) \tag{6-3}$$

对于 Mg 合金，$\{0002\}$、$\{10\bar{1}0\}$ 及 $\{11\bar{2}0\}$ 晶面的表面能分别为 15.4kJ/mol，30.4kJ/mol 及 29.9kJ/mol。结合式（6-2）和式（6-3）可知：$\{10\bar{1}0\}$ 和 $\{11\bar{2}0\}$ 晶面的腐蚀速率均大于 $\{0002\}$ 晶面。重力铸造 Mg-4% Zn 合金中晶粒取向随机，而定向凝固条件下柱状晶沿生长方向形成 $\{0002\}$ 基面织构，因此柱状晶合金的腐蚀速率较小。

（2）第二相的数量对降解速率的影响

合金中第二相有较高的腐蚀电位，作为阴极加速周围基体的腐蚀，因此第二相的数量对镁合金的腐蚀速率有显著影响。根据一维电偶腐蚀理论，阴阳极界面处阳极的法拉第腐蚀电流密度（I_F^a）与阴，阳极的面积相关。由于 Hank's 溶液具有良好的导电性，I_F^a 可以表达为：

$$I_{\mathrm{F}}^{\mathrm{g}} \approx \frac{c}{a} \frac{(E_{\mathrm{corr}}^{\mathrm{c}} - E_{\mathrm{corr}}^{\mathrm{a}})}{\rho_{\mathrm{p}}^{\mathrm{c}}} \tag{6-4}$$

式中 a, c——阳极和阴极的面积;

$E_{\mathrm{corr}}^{\mathrm{a}}$, $E_{\mathrm{corr}}^{\mathrm{c}}$——阳极和阴极的开路电位;

$\rho_{\mathrm{p}}^{\mathrm{c}}$——阴极的极化电阻。

由式(6-4)可以看出,腐蚀速率随着第二相数量增多而增大。对不同样品中的第二相分布进行观察,如图6-5所示。从图中可以看出,重力铸造 Mg-4% Zn 合金中第二相的数量最多,腐蚀电流密度最大。主要原因在于定向凝固过程中凝固速率较小,析出相有充分的时间溶解,第二相数量减小。

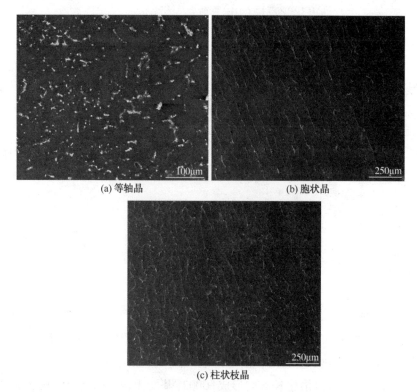

(a) 等轴晶   (b) 胞状晶

(c) 柱状枝晶

图 6-5 具有不同组织形貌的 Mg-4% Zn 合金中第二相分布

(3) 晶界对降解速率的影响

晶界上原子排列不规则,点阵畸变严重,并且晶界处存在较多缺陷,致使晶界能量较高,原子处于不稳定状态,和晶内相比,晶界的腐蚀速率较大。定向凝固消除了横向晶界使晶界数量显著减少,从而有效的减小阴极相的析出面积,使柱状晶组织合金的耐蚀性能提高。此外,从上述实验结果中可知,胞晶样品的耐蚀性能优于柱状枝晶样品。主要原因在于胞晶样品中晶界数量以及枝晶间缺陷减少，同时 Zn 元素的分布更均匀，详细地分析讨论如第 5.1.1 节中所述。

（4）铸造缺陷对降解速率的影响

在合金凝固过程中不可避免地会出现缩松、缩孔、氧化夹杂等，这些铸造缺陷会对镁合金的耐蚀性能产生不利影响。腐蚀性离子易于通过存在缺陷的位置与合金基体接触，使合金发生点蚀。在定向凝固过程中气泡及其他杂质易于上浮，提高了组织致密性，夹杂及疏松等缺陷数量，能够改善合金的耐蚀性能。

（5）腐蚀过程分析

根据电化学测试及浸泡实验，不同组织形貌 Mg-4% Zn 合金的腐蚀过程可由简图 6-6 描述。镁合金浸泡于 Hank's 溶液中会发生如下反应：

阳极反应： $$Mg \longrightarrow Mg^{2+}+2e^- \tag{6-5}$$

阴极反应： $$2H_2O+2e \longrightarrow H_2+2OH^- \tag{6-6}$$

总反应： $$Mg+2H_2O \longrightarrow Mg(OH)_2+H_2\uparrow \tag{6-7}$$

当镁合金浸入到 Hank's 溶液中，由于第二相（β）的腐蚀电位高于镁基体，镁基体作为阳极被腐蚀，如式（6-5）。阴极发生水的还原反应，产生大量的 OH^-，使局部 pH 值增大，在合金表面极容易形成氧化膜。根据式（6-4），第二相的数量增多会使阴极与阳极的面积比增大，即（c/a）值增大，合金的腐蚀速率增大。随着浸泡时间延长，晶界周边的镁基体腐蚀严重，在等轴晶组织的合金中晶粒很可能从合金表面剥落，如图 6-6（a）所示。晶粒剥落破坏了样品表面的氧化膜，镁基体再一次暴露在腐蚀介质中。由于 H_2 大量析出，氧化膜很难再次附着，因此合金表面会形成较大的腐蚀坑，如图 6-3（e）和图 6-3（f）所示。对于柱状晶的定向凝固 Mg-4% Zn 合金，由于腐蚀速率较小，且表面氧化膜相对稳定，合金能够保持更好的组织完整性，如图 6-6（b）所示。

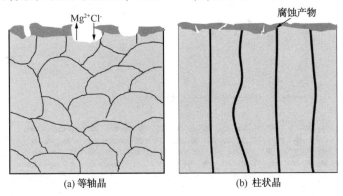

(a) 等轴晶　　　　　　　(b) 柱状晶

图 6-6　Mg-4% Zn 合金在 Hank's 溶液中的腐蚀过程

6.3　定向凝固镁合金综合性能评价

Erinc 等人提出生物材料需满足的性能条件为：强度（UTS）>200MPa，延伸率（δ）>10%，腐蚀速率（P_i）<0.5mm/a，将本书研究中定向凝固 Mg-4% Zn 合金的力学性能和腐蚀速率与之对比，见表6-2。可以看出，具有胞晶和柱状枝晶的定向凝固 Mg-4% Zn 合金能够满足生物材料的性能要求。

表6-2　本书研究中定向凝固 Mg-4% Zn 合金的性能与生物材料性能要求对比

材料	UTS/MPa	$\delta/\%$	$P_i/(\text{mm/a})$
生物材料	>200	>10	<0.5
胞晶合金	207.1	10.2	0.17
柱状枝晶合金	215.4	10.7	0.38
等轴晶合金	148.5	7.4	1.03

图6-7 总结了文献报道中铸造镁合金的室温抗拉强度和延伸率，可以看出铸造镁合金的抗拉强度集中在80~180MPa 之间，延伸率在4%~10%。将本书研究中生长速率分别为20μm/s 和120μm/s 时定向凝固 Mg-4% Zn 合金的力学性能标注在图中，可以看出这两种不同组织形貌的定向凝固 Mg-4% Zn 合金在满足生物材料对力学性能要求的同时，与现有铸造镁合金相比力学性能较优，且凝固组织为柱状枝晶时定向凝固 Mg-4% Zn 合金的力学性能更优。

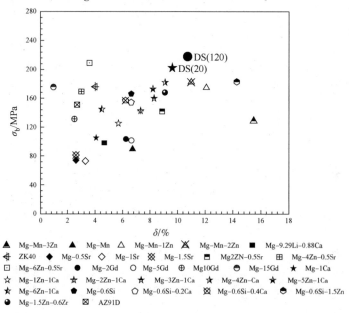

图6-7　定向凝固 Mg-4%Zn 合金与文献中报道的铸造镁合金的力学性能对比

图 6-8 总结了文献报道中铸造镁合金在 Hank's 溶液中的腐蚀速率。由于不同测试方法之间存在较大的差异，腐蚀速率统一由腐蚀电流密度表征。从图中可以看出本书研究中具有胞晶和柱状枝晶的定向凝固 Mg-4% Zn 合金具有较大的优势。

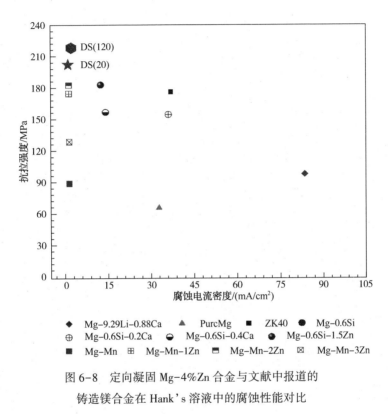

图 6-8　定向凝固 Mg-4%Zn 合金与文献中报道的
铸造镁合金在 Hank's 溶液中的腐蚀性能对比

综合定向凝固 Mg-4% Zn 合金的室温力学性能以及在 Hank's 模拟体液中的腐蚀降解性能研究结果，定向凝固 Mg-4% Zn 合金具有细胞晶或者柱状枝晶时，力学性能及腐蚀性能良好，能够满足生物医用材料的要求。此外，研究结果表明定向凝固技术可以改善镁合金的耐蚀性能，获得生物医用各向异性镁合金。

6.4　本章小结

本章在 Hank's 模拟体液中采用电化学极化曲线，阻抗谱及浸泡集氢，失重等方法研究了定向凝固 Mg-4% Zn 合金的降解行为并进行理论分析，并对定向凝固镁合金作为生物医用材料的性能进行综合评价，得到以下结论：

① 通过耐蚀性能表征：柱状晶的 Mg-4% Zn 合金耐蚀性能优于等轴晶，表明定向凝固技术能够提高镁合金的耐蚀性能。

② 综合前期铸态镁合金生物耐蚀性能研究结果，定向凝固 Mg-4% Zn 合金具有胞晶($v=20\mu m/s$)或者柱状树枝晶($v=120\mu m/s$)时，合金的力学性能及腐蚀性能均能满足生物医用材料的要求，具有良好的综合性能。

参 考 文 献

［1］奚廷斐. 生物医用材料现状和发展趋势［J］. 中国医疗器械信息. 2006，12（5）：1-4.

［2］Moravej M，Mantovani D. Biodegradablemetals for cardiovascular stent application：interests and new opportunities［J］. International Journal of Molecular Sciences. 2011，12（7）：4250-4270.

［3］Farè S，Ge Q，Vedani M，et al. Evaluation of material properties and design requirements for biodegradable magnesium stents［J］. Matéria. 2010，15（15）：96-103.

［4］Tabatabaeimalazy O，Salari P，Khashayar P，et al. New horizons in treatment of osteoporosis ［J］. Daru-journal of Faculty of Pharmacy. 2017，25（1）：2-5.

［5］Mao L，Shen L，Chen J H，et al. A promising biodegradable magnesium alloy suitable alloy suitable for clinical vascular stent application［J］. Scientific Reports. 2017，7（1）：1-12.

［6］Si L，Winzenberg T M，Jiang Q，et al. Projection of osteoporosis-related fractures and costs in China：2010-2050［J］. Osteoporosis International. 2015，26：1929-1937.

［7］Staiger M P，Pietak A M，Huadmai J，et al. Magnesium and its alloys as orthopedic biomaterials：a review［J］. Biomaterials. 2006，27（9）：1728-1734.

［8］Virtanen S. Biodegradable Mg and Mg alloys：corrosion and biocompatibility［J］. Materials Science and Engineering B. 2011，176（20）：1600-1608.

［9］崔福斋，冯庆玲. 生物材料学［M］. 第2版. 北京：清华大学出版社，2004.

［10］窦光宇. 人体健康需要镁［J］. 金属世界. 2005，4：43-44.

［11］Agarwal S，Curtin J，Duffy B，et al. Biodegradable magnesium alloys for orthopaedic applications：a review on corrosion，biocompatibility and surface modifications［J］. Materials Science and Engineering C. 2016，68：948-963.

［12］曾荣昌，孔令鸿，陈君，等. 医用镁合金表面改性研究进展［J］. 中国有色金属学报. 2011，21（1）：35-43.

［13］阮建明，邹俭鹏，黄伯云. 生物材料学［M］. 北京：科学出版社，2004. 98-149.

［14］Peng Y L，Zhou L L，Zhou Y H. Magnesium alloys act as biomedical implant materials ［J］. Journal of Clinical Rehabilitative Tissue Engineering Research. 2011，15（42）：7923-7926.

［15］Hermawan H，Dubé D，Mantovani D. Developments in metallic biodegradable stents［J］. Acta Biomaterialia. 2010，6（5）：1693-1697.

［16］奚廷斐. 我国生物医用材料现状和发展趋势［J］. 中国医疗器械信息. 2013，12（8）：1-5.

［17］Hyung-Seop H，Sergio L，Indong J，et al. Current status and outlook on the clinical translation of biodegradable metals［J］. Material Today. 2019，23：57-71.

［18］Finn A V，Joner M，Nakazawa G，et al. Pathological correlates of late drug-eluting stent thrombosis：strut coverage as a marker of endothelialization［J］. Circulation. 2007，115（18）：2435-2441.

［19］李爱民，孙康宁，尹衍升，等. 生物材料的发展、应用、评论与展望［J］. 山东大学学报（工学版）. 2002，32（3）：287-293.

［20］Niinomi M. Recent metallic materials for biomedical applications［J］. Metallurgical and Materials

Transactions A. 2002, 33(3): 477-486.

[21] Zheng Y F, Gu X N, Witte F. Biodegradable metals[J]. Materials Science and Engineering R. 2014, 77: 1-34.

[22] Chen Y, Xu Z, Smith C, et al. Recent advances on the development of magnesium alloys for biodegradable implants[J]. Acta Biomaterialia. 2014, 10(11): 4561-4573.

[23] Purnama A, Hermawan H, Couet J, et al. Assessing the biocompatibility of degradable metallic materials: state-of-the-art and focus on the potential of genetic regulation[J]. Acta Biomaterialia. 2010, 6(5): 1800-1807.

[24] Fini M, Nicoli A N, Torricelli P, et al. A new austenitic stainless steel with negligible nickel content: an in vitro and in vivo comparative investigation[J]. Biomaterials. 2003, 24(27): 4929-4239.

[25] Böstman O, Pihlajamäki H. Clinical biocompatibility of biodegradable orthopaedic implants for internal fixation: a review[J]. Biomaterials. 2000, 21(24): 2615-2621.

[26] Maezawa K, Nozawa M, Hirose T, et al. Cobalt and chromium concentrations in patients with metal-on-metal and other cementless total hip arthroplasty[J]. Archives of Orthopaedic and Trauma Surgery. 2002, 122(5): 283-287.

[27] Hutmacher D W, Goh J C, Teoh S H. An introduction to biodegradable materials for tissue engineering applications [J]. Annals of the Academy of Medicine Singapore. 2001, 30(2): 183-191.

[28] Lhotka C, Szekeres T, Steffan I, et al. Four-year study of cobalt and chromium blood levels in patients managed with two different metal-on-metal total hip replacements[J]. Journal of Orthopaedic Research. 2003, 21(2): 189-195.

[29] Jacobs J J, Hallab N J, Skipor A K, et al. Metal degradation products: a cause for concern in metal-metal bearings? [J] Clinical Orthopaedics and Retated Research. 2003, 417(417): 139-147.

[30] Kuśnierczyk K, Basista M. Recent advances in research on magnesium alloys and magnesium-calcium phosphate composites as biodegradable implant materials[J]. Journal of Biomaterials Applications. 2016, 31(6): 878-900.

[31] Hermawan H, Dubé D, Mantovani D. Degradable metallic biomaterials: design and development of Fe-Mn alloys for stents[J]. Journal of Biomedical Materials Research Part A. 2010, 93(1): 1-11.

[32] Ahola N K, Karjalainen T M, Korhonen H J, et al. Biodegradable material: WO, WO 20010 60425 A1 [P]. 2001.

[33] 陈连喜. 含锶生物医用镁合金的性能及其应力腐蚀行为研究[D]. 暨南大学, 2017.

[34] Demir A G, Previtali B, Ge Q, et al. Biodegradable magnesium coronary stents: material, design and fabrication[J]. International Journal of Computer Integrated Manufacturing. 2014, 27(10): 936-945.

[35] Mordike B L, Ebert T. Magnesium: Properties- applications - potential[J]. Materials Science and Engineering A. 2001, 302(1): 37-45.

[36] Shimizu Y, Yamamoto A, Mukai T, et al. Medical application of magnesium and its alloys as

degradable biomaterials[J]. Interface Oral Health Science. 2010：318-320.

[37] 姚素娟, 张英, 褚丙武, 等. 镁及镁合金的应用与研究[J]. 世界有色金属. 2005, (1): 26-30.

[38] Witte F, Hort N, Vogt C, et al. Degradable biomaterials based on magnesium corrosion [J]. Current Opinion in Solid State and Materials Science. 2008, 12(5-6): 63-72.

[39] Saris N. Magnesium an update on phsyiological, clinical and analytical aspects[J]. Clinica Chimica Acta. 2000, 294(1-2): 1-26.

[40] Vormann J. Magnesium：nutrition and metabolism[J]. Molecular Aspects of Medicine. 2003, 24 (1-3): 27-37.

[41] Janning C, Willbold E, Vogt C, et al. Magnesium hydroxide temporarily enhancing osteoblast activity and decreasing the osteoclast number in peri-implant bone remodeling[J]. Acta Biomaterialia. 2010, 6(5): 1861-1868.

[42] Kenney M A, Mccoy H, Williams L. Effects of dietary magnesium and nickel on growth and bone characteristics in rats[J]. Journal of the American College of Nutrition. 1992, 11(6): 687-693.

[43] Morii H, Wada M. Effect of dietary magnesium content on bone growth in relation to secretion of calcitonin in rats[J]. Osaka City Medical Journal. 1973, 19(1): 67-71.

[44] Yamamoto A. Biomedical application of magnesium alloys[J]. Journal of Japan Institute of Light Metals. 2008, 58(11): 570-576.

[45] Okuma T. Magnesium and bone strength[J]. Nutrition. 2001, 17(7-8): 679-680.

[46] 袁广银, 章晓波, 牛佳林, 等. 新型可降解生物医用镁合金 JDBM 的研究进展[J]. 中国有色金属学报. 2011, 21(10): 2476-2488.

[47] Brar H S, Platt M O, Sarntinoranont M, et al. Magnesium as a biodegradable and bioabsorbable material for medical implants[J]. JOM. 2009, 61(9): 31-34.

[48] Zhang J, Zong Y, Fu P H, et al. Application and development prospect of magnesium alloys as biomedical materials[J]. Journal of Clinical Rehabilitative Tissue Engineering Research. 2009, 13(29): 5747-5750.

[49] Chelliah N M, Padaikathan P, Kumar R. Evaluation of electrochemical impedance and biocorrosion characteristics of as-cast and T4 heat treated AZ91 Mg-alloys in Ringer's solution. Journal of Magnesium and Alloys. 2019, 7: 134-143.

[50] Esmaily M, Svensson J E, Fajardo S, et al. Fundamentals and advances in magnesium alloy corrosion[J]. Progress in Materials Science. 2017, 89: 92-193.

[51] Witte F, Eliezer A, Cohen S. Thehistory, challenges and the future of biodegradable metal implants[J]. Advanced Materials Research. 2010, 95: 3-7.

[52] Payr E. Beiträge zur technik der blutgefäss-und nervennaht nebst mittheilungen über die verwendung eines resorbirbaren metalles in der chirurgie[J]. Arch Klin Chir. 1900, 62: 67-93.

[53] Lambotte A. Technique et indications de la prothèse perdue dans le traitement des fractures [J]. Press of Medicine Belge. 1909, 17: 321-323.

[54] Verbrugge J. Lematériel métallique mésorbable en chirurgie osseuse[J]. Presse Medicale. 1934, 23: 460-465.

[55] Groves E W H. An experimental study of the operative treatment of fractures[J]. British Journal of Surgery. 2010, 1(3): 438-501.

[56] Mcbride E D. Absorbable metal in bone surgery[J]. Journal of the American Medical Association. 1938, 111(27): 2464-2467.

[57] Chen Q Z, Thouas G A. Metallic implant biomaterials[J]. Materials Science and Engineering: R: Reports. 2015, 87: 1-57.

[58] Noviana D, Paramitha D, Ulum M F, et al. The effect of hydrogen gas evolution of magnesium implant on the postimplantation mortality of rats[J]. Journal of Orthopaedic Translation. 2016, 5: 9-15.

[59] 邹承洪. 可降解 ZnMgY 合金力学性能及体外降解行为的研究[D]. 南京航空航天大学, 2019.

[60] Song G. Control of biodegradation of biocompatable magnesium alloys[J]. Corrosion Science. 2007, 49(4): 1696-1701.

[61] 颜延亭, 谭丽丽, 熊党生, 等. 医用镁金属材料的研究新进展[J]. 材料导报. 2008, 22(1): 110-117.

[62] Andrews E W. Absorbable metal clips as substitutes for ligatures in wound closure[J]. The Journal of the American Medical Association. 1917, 25: 278-281.

[63] Maier O. Über dieverwendbarkeit von leichtmetallen in der chirurgie(Metallisches magnesium als reizmittel zur knochenneubildung)[J]. Deutsche Zeitschrift Für Chirurgie, 1940, 253(8-9): 552-556.

[64] Wexler B C. Pathophysiologic responses of spontaneously hypertensive ratsto arterial magnesium-aluminum wire implants[J]. Atherosclerosis. 1980, 36(4): 575-587.

[65] Hussl H, Papp C, Höpfel-Kreiner I, et al. Resorption time and tissue reactions with magnesium rods in rats and rabbits[J]. Chirurgia Plastica. 1981, 6(2): 117-126.

[66] Witte F, Kaese V, Haferkamp H, et al. In vivo corrosion of four magnesium alloys and the associated bone response[J]. Biomaterials. 2005, 26(17): 3557-3563.

[67] Witte F, Fischer J, Nellesen J, et al. In vitro and in vivo corrosion measurements of magnesium alloys[J]. Biomaterials. 2006, 27(7): 1013-1018.

[68] 黄晶晶, 任伊宾, 张炳春, 等. 镁及镁合金的生物相容性研究[J]. 稀有金属材料与工程. 2007, 36(6): 1102-1105.

[69] Jin L, Wu J, Yuan G Y, Chen T X. In vitro study of the inflammatory cells response to biodegradable Mg-based alloy extract[J]. PLoS ONE. 2018, 13(3): e0193276.

[70] Tahmasebifar A, Kayhan S M, Evis Z, et al. Mechanical, electrochemical and biocompatibility evaluation of AZ91D magnesium alloy as a biomaterial[J]. Journal of Alloys and Compounds. 2016, 687: 906-919.

[71] Yoshida T, Fukumoto T, Urade T, et al. Development of a new biodegdable operative clip made of a magnesium alloy: Evaluation of its safety and tolerability for canine cholecystectomy[J]. Surgery. 2017, 161(6): 1553-1560.

[72] Denkena B, Witte F, Podolsky C, et al. Degradable implants made of magnesium alloys[J]. Proceedings of the 5th Euspen International Conference, Montpellier, France, 2005.

[73] Heublein B, Rohde R, Kaese V, et al. Biocorrosion of magnesium alloys: a new principle in cardiovascular implant technology [J]? Heart. 2003, 89(6): 651-658.

[74] Xu L, Yu G, E, Pan F, et al. In vivo corrosion behavior of Mg-Mn-Zn alloy for bone implant application[J]. Journal of Biomedical Materials Research Part A. 2007, 83(3): 703-711.

[75] 于国宁, 闻久全, 潘峰, 等. 体内镁合金的降解和成骨反应的动物实验探索[J]. 中国矫形外科杂志. 2008, 16(16): 1256-1258.

[76] Chng C B, Lau D P, Choo J Q, et al. A bioabsorbable microclip for laryngeal microsurgery: design and evaluation[J]. Acta Biomaterialia. 2012, 8(7): 2835-2844.

[77] Hänzi A C, Metlar A, Schinhammer M, et al. Biodegradable wound-closing devices for gastrointestinal interventions: degradation performance of the magnesium tip[J]. Materials Science and Engineering C. 2011, 31(5): 1098-1103.

[78] Waizy H, Seitz J-M, Reifenrath J, et al. Biodegradable magnesium implants for orthopedic applications[J]. Journal of Materials Science. 2013, 48(1): 39-50.

[79] Erbel R, Di M C, Bartunek J, et al. Temporary scaffolding of coronary arteries with bioabsorbable magnesium stents: a prospective, non-randomised multicentre trial[J]. Lancet. 2007, 369(9576): 1869-1875.

[80] 袁青领, 阎钧, 郑起. 可降解镁合金材料的研究新进展[J]. 材料导报. 2010, 24(3): 132-134.

[81] 尹林, 黄华, 袁广银, 等. 可降解镁合金临床应用的最新研究进展[J]. 中国材料进展. 2019, 38(2): 48-59.

[82] Song G, Song S. Apossible biodegradable magnesium implant material[J]. Advanced Engineering Materials. 2010, 9(4): 298-302.

[83] Ding Y F, Lin J X, Wen C, et al. Mechanical properties, in vitro corrosion and biocompatibility of newly developed biodegradable Mg-Zr-Sr-Ho alloys for biomedical applications[J]. Scientific Reports. 2016, 6: 31990.

[84] Ambat R, Aung N N, Zhou W. Evaluation of microstructural effects on corrosion behaviour of AZ91D magnesiumalloy[J]. Corrosion Science. 2000, 42(8): 1433-1455.

[85] Kaviani M, Ebrahimi G R, Ezatpour H R. Improving the mechanical properties and biocorrosion resistance of extruded Mg-Zn-Ca-Mn alloy through hot deformation[J]. Materials Chemistry and Physics. 2019, 234: 245-258.

[86] Song G, Atrens A, Dargusch M. Influence of microstructure on the corrosion of diecast AZ91D [J]. Corrosion Science. 1998, 41(2): 249-273.

[87] Zhao M C, Liu M, Song G, et al. Influence of the β-phase morphology on the corrosion of the Mg alloy AZ91[J]. Corrosion Science. 2008, 50(7): 1939-1953.

[88] Ballerini G, Bardi U, Bignucolo R, et al. About some corrosion mechanisms of AZ91D magnesium alloy[J]. Corrosion Science. 2005, 47(9): 2173-2184.

[89] 叶新羽, 陈民芳, 由臣, 等. Zr 对 Mg-Zn 合金力学性能及体外降解行为的影响[J]. 金属热处理. 2010, 35(7): 9-13.

[90] Windhagen H, Radtke K, Weizbauer A, et al. Biodegradable magnesium-based screw clinically equivalent to titanium screw in hallux valgus surgery: short term results of the first prospective

randomized, controlled clinical pilot study [J]. Biomedical Engineering Online. 2013, 12: 62-72.

[91] Gu X, Zheng Y, Cheng Y, et al. In vitro corrosion and biocompatibility of binary magnesium alloys[J]. Biomaterials. 2009, 30(4): 484-498.

[92] Ding P F, Liu Y C, He X H, et al. In vitro and in vivo biocompatibility of Mg-Zn-Ca alloy operative clip[J]. Bioactive Materials. 2019, 4: 236-244.

[93] Cha P R, Han H S, Yang G F, et al. Biodegradability engineering of biodegradable Mg alloys: Tailoring the electrochemical properties and microstructure of constituent phases[J]. Scientific Reports. 2013, 3: 2367-2372.

[94] Sun M, Wu G, Wang W, et al. Effect of Zr on the microstructure, mechanical properties and corrosion resistance of Mg-10Gd-3Y magnesium alloy[J]. Materials Science and Engineering A. 2009, 523(1-2): 145-151.

[95] 王益志. 杂质对高纯镁合金耐蚀性的影响[J]. 铸造. 2001, 50(2): 61-66.

[96] 周京, 冯芝勇, 张金玲, 等. 稀土 Nd 含量对 AM60 镁合金耐蚀性能的影响[J]. 中国腐蚀与防护学报. 2014, 34(2): 185-191.

[97] Zhang X, Yuan G, Mao L, et al. Biocorrosion properties of as-extruded Mg-Nd-Zn-Zr alloy compared with commercial AZ31 and WE43 alloys [J]. Materials Letters. 2012, 66(1): 209-211.

[98] Crimu C, Stanciu S, Cristea D P, et al. Microbiologicaltesting of biodegradable Mg-Ca alloys for use in orthopedic implants[J]. Advanced Materials Research. 2014, 1036: 195-200.

[99] Song Y, Han E H, Shan D, et al. The effect of Zn concentration on the corrosion behavior of Mg-xZn alloys[J]. Corrosion Science. 2012, 65(65): 322-330.

[100] Li H F, Xie X H, Zheng Y F, et al. Development of biodegragradable Zn-1X binary alloys with nutrient alloying elements Mg, Ca and Sr[J]. Scientific Reports. 2015, 5: 10719.

[101] 金和喜, 王日初, 彭超群, 等. 固溶处理对 Mg-6Al-5Pb-1.5In 阳极腐蚀电化学性能的影响[J]. 中国有色金属学报. 2013, 2: 403-409.

[102] Cai S, Lei T, Li N, et al. Effects of Zn on microstructure, mechanical properties and corrosion behavior of Mg-Zn alloys[J]. Materials Science and Engineering C. 2012, 32(8): 2570-2577.

[103] Song Y, Han E H, Shan D, et al. The role of second phases in the corrosion behavior of Mg-5Zn alloy[J]. Corrosion Science. 2012, 60(7): 238-245.

[104] Zhang B P, Wang Y, Geng L. Research on an Mg-Zn-Ca alloy as degradable biomaterial [J]. Acta Biomaterialia. 2010, 6(2): 626-640.

[105] Peng Q, Li X, Ma N, et al. Effects of backward extrusion on mechanical and degradation properties of Mg-Zn biomaterial[J]. Journal of the Mechanical Behavior of Biomedical Materials. 2012, 10(6): 128-137.

[106] Li S S, Chen L, Tang J W, et al. Microstructure and mechanical properties of hot extruded Mg-8.89Li-0.96Zn alloy[J]. Result in Physics. 2019, 13: 102148.

[107] Xin Y, Huo K, Hu T, et al. Corrosion products on biomedical magnesium alloy soaked in simulated body fluids[J]. Journal of Materials Research. 2009, 24(8): 2711-2719.

[108] Du J L, Guo Z P, Zhang A, et al. Correlation between crystallographic anisotropy and dendritic orientation selection of binary magnesium alloys[J]. Scientific Reports. 2019, 7: 13600.

[109] Chen L X, Bin Y H, Zou W Q, et al. The influence of Sr on the microstructure, degradation and stress corrosion cracking of the Mg alloys-ZK40xSr[J]. Journal of the Mechanical Behavior of Biomedeical Materials. 2017, 66: 187-200.

[110] Zhao C Y, Pan F S, Zhao S, et al. Microstructure, corrosion behavior and cytotoxicity of bio-degradable Mg-Sn implant alloys prepared by sub-rapid solidification[J]. Materials Science and Engineering: C. 2015, 54: 245-251.

[111] Bian D, Zhou W, Liu Y, et al. Fatigue behaviors of HP-Mg, Mg-Ca and Mg-Zn-Ca biode-gradable metals in air and simulated body fluid[J]. Acta Biomaterialia. 2016, 41: 351-360.

[112] Hanada K, Matsuzaki K, Huang X, et al. Fabrication of Mg alloy tubes for biodegradable stent application[J]. Materials Science and Engineering C. 2013, 33(8): 4746-4750.

[113] Wei L Y, Li J Y, Zhang Y, et al. Effects of Zn content on microstructure, mechanical and degradation behaviors of Mg-xZn-0.2Ca-0.1Mn alloys[J]. Materials Chemistry and Physics. 2020, 241: 122441.

[114] Li Z, Gu X, Lou S, Zheng Y. The development of binary Mg-Ca alloys for use as biodegrada-ble materials within bone[J]. Biomaterials. 2008, 29(10): 1329-1344.

[115] Li G N, Yang H T, Zheng Y F, et al. Challenges in the use of zinc and its alloys as biode-gradable metal: Perspective from biomechanical compatibity[J]. Acta Biomaterial. 2019, 97: 23-45.

[116] Bakhsheshi-Rad H R, Idris M H, Abdul-Kadir M R, et al. Mechanical and bio-corrosion properties of quaternary Mg-Ca-Mn-Zn alloys compared with binary Mg-Ca alloys[J]. Materials & Design. 2014, 53(1): 283-292.

[117] Yang J, Peng J, Nyber E A, et al. Effect of Ca addition on the corrosion behavior of Mg-Al-Mn alloy[J]. Applied Surface Science. 2016, 369: 92-100.

[118] Bai H, He X H, Ding P F, et al. Fabrication, microstructure, and properties of a biodegrad-able Mg - Zn - Ca clip [J]. Journal of Biomedical Materials Research. 2019, 107 (5): 1741-1749.

[119] Liu Y, Liu X, Zhang Z C, et al. Comparative, real-time in situ monitoring of galvanic corro-sion in Mg-Mg2Ca and Mg-MgZn2 couples in Hank's solution[J]. Corrosion Science. 2019, 161: 108185.

[120] Zhang C Z, Zhu S J, Wang L G, et al. Microstructures and degradation mechanism in simula-ted body fluid of biomedical Mg-Zn-Ca alloy processed by high pressure torsion[J]. Materials & Design. 2016, 96: 54-62.

[121] Wang J, Wang L, Guan S, et al. Microstructure and corrosion properties of as sub-rapid so-lidification Mg-Zn-Y-Nd alloy in dynamic simulated body fluid for vascular stent application [J]. Journal of Materials Science Materials in Medicine. 2010, 21(7): 2001-2008.

[122] 寇生中, 李林, 李春燕, 等. MgZnCa 合金的组织结构和力学性能分析[J]. 兰州理工大学学报. 2012, 38(3): 5-8.

[123] 周涛, 陈振华, 夏华, 等. Ca 及其含量对快速凝固 Mg-Zn 合金组织和性能的影响[J].

材料热处理学报．2011，32(8)：60-67.

[124] 马国峰，蔡静，娄德元，等．快速凝固工艺对 AZ91HP 镁合金腐蚀性能的影响[J]．沈阳大学学报：自然科学版．2012，24(5)：26-30.

[125] 吴婕，吴凤鸣，张新平，等．微弧氧化 AZ91D 镁合金的口腔黏膜刺激实验[J]．口腔医学．2008，28(3)：127-129.

[126] 陈军修．生物可降解 Mg-2Zn-xRE(Gd、Nd、Y)-0.5Zr 合金性能及其表面改性研究[D]．中国科学技术大学，2019.

[127] 王敬丰，刘青山，潘复生，等．微量 Sr、Sn 对 Mg-Zn-Ca-Mn 合金力学和腐蚀性能的影响[J]．表面技术．2019，48(3)：83-90.

[128] 信运昌，唐国翌，朱剑豪．医用镁合金在生理环境中降解机理及其表面改性研究[D]．清华大学，2009.

[129] Chen G, Fu Y J, Cui Y, et al. Effect of surface mechanical attrition treatment on corrosion fatigue behavior of AZ31B magnesium alloy[J]. International Journal of Fatigue. 2019, 127: 461-469.

[130] Makar G L, Kruger J. Corrosion of magnesium[J]. Metallurgical Reviews. 1993, 38(3): 138-153.

[131] 傅恒志，郭景杰，刘林，等．先进材料定向凝固[M]．北京：科学出版社，2008.4-9.

[132] Zhan G F, Wang E G, Ji-Cheng H E. Review and prospect on development of electromagnetic process of superalloy[J]. Foundry. 2011, 60(2): 150-149.

[133] Yan N, Dong A, Jiao Z, et al. Prospect of thin-walled adjusted pressure casting process for superalloy[J]. Advanced Materials Research. 2014, 988: 268-273.

[134] 胡汉起．金属凝固原理[M]．第 2 版．北京：机械工业出版社，2000.

[135] Kurz W, Fisher D J. Fundamental of solidification[M]. Switzerland: Trans Tech Publications. Ltd, 1998. 71-92.

[136] Hunt J D. Solidification and casting of metals[M]. London: The Metal Society. 1979: 3.

[137] 彭德林，邢大伟，安阁英．定向凝固条件下二元 Mg-Li 合金共晶组织的研究[J]．哈尔滨工业大学学报．1999，31(1)：10-13.

[138] Mirshahi F, Meratian M, Panjepour M. Microstructural and mechanical behavior of Mg/Mg$_2$Si composite fabricated by a directional solidification system[J]. Materials Science and Engineering A. 2011, 528(29): 8319-8323.

[139] Zahrani M M. Comments on "Microstructural and mechanical behavior of Mg/Mg$_2$Si composite fabricated by a directional solidification system" by Mirshahi et al.[Mater. Sci. Eng. A 528 (2011) 8319-8323][J]. Materials Science and Engineering A. 2012, 544: 80-82.

[140] 陈孝先，李秋书，范艳艳．定向凝固对 AZ31 镁合金凝固组织的影响[J]．中国铸造装备与技术．2009，(2)：19-21.

[141] 赵彦民，李秋书，莫漓江，等．AZ91 镁合金定向凝固工艺及组织研究[J]．中国铸造装备与技术．2010，(4)：12-14.

[142] 赵彦民，张家奇，向伟，等．定向凝固 AZ91 镁合金工艺方法研究[J]．热加工工艺．2012，41(13)：75-78.

[143] Paliwal M, Jung I H. The evolution of the growth morphology in Mg-Al alloys depending on the

154

cooling rate during solidification[J]. Acta Materialia. 2013, 61(13): 4848-4860.

[144] Zhang C, Ma D, Wu K S, et al. Microstructure and microsegregation in directionally solidified Mg-4Al alloy[J]. Intermetallics. 2007, 15(10): 1395-1400.

[145] 唐守秋, 周吉学, 田长文, 等. 镁合金定向凝固技术研究的意义与进展[J]. 山东科技. 2011, 24(4): 18-22.

[146] Zheng X, Luo A A, Zhang C, et al. Directional solidification and microsegregation in a magnesium-aluminum-calcium alloy[J]. Metallurgical and Materials Transactions A. 2012, 43(9): 3239-3248.

[147] Mirković D, Schmid-Fetzer R. Directional solidification of Mg-Al Alloys and microsegregation study of Mg Alloys AZ31 and AM50: Part I[J]. Methodology. Metallurgical and Materials Transactions A. 2009, 40(4): 958-973.

[148] Mirković D, Schmid-Fetzer R. Directional solidification of Mg-Al Alloys and microsegregation study of Mg Alloys AZ31 and AM50: Part II. Comparison between AZ31 and AM50[J]. Metallurgical and Materials Transactions A. 2009, 40(4): 974-981.

[149] Wang J A, Wang J H, Song Z X. Microstructures and microsegregation of directionally solidified Mg-1.5Gd magnesium alloy with different growth rates[J]. Rare Metal Materials and Engineering. 2017, 46(1): 0012-0016.

[150] Mabuchi M, Kobata M, Chino Y, et al. Tensile properties of directionally solidified AZ91 Mg alloy[J]. Materials Transactions. 2003, 44(4): 436-439.

[151] Kaya H, Aker A. Effect of alloying elements and growth rates in microstructure and mechanical properties in the directionally solidified Al-Si-X alloys[J]. Journal of Alloys and Compounds. 2017, 694: 145-154.

[152] 邹敏强, 黄长清, 夏伟军, 等. 定向凝固AZ31镁合金晶粒取向及力学性能研究[J]. 铸造. 2006, 55(9): 890-893.

[153] Yang G Y, Luo S F, Liu S J, et al. Microstructural evolution, phase constitution and mechanical properties of directionally solidified Mg-5.5Zn-xGd(x = 0.8、2.0、4.0) alloys[J]. Journal of Alloys and Compounds. 2017, 725: 145-154.

[154] 肖璐. 定向凝固AZ31镁合金组织、晶粒取向和力学性能的研究[J]. 热加工工艺. 2017, 15: 112-115.

[155] Zhao Y, Zhang J, Xiang W, et al. Investigation of directional solidification process for AZ91 magnesium alloy[J]. Hot Working Technology. 2012, 37(11): 1115-1116.

[156] Katgerman L. Principles of solidification[J]. Materials Today. 2011, 14(10): 502.

[157] Pettersen K, Lohne O, Ryum N. Dendritic solidification of magnesium alloy AZ91[J]. Metallurgical Transactions A. 1990, 21(1): 221-230.

[158] Pettersen K, Ryum N. Crystallography of directionally solidified magnesium alloy AZ91[J]. Metallurgical and Materials Transactions A. 1989, 20(5): 847-852.

[159] Wang M Y, Williams J J, Jiang L, et al. Dendritic morphology of α-Mg during the solidification of Mg-based alloys: 3D experimental characterization by X-ray synchrotron tomography and phase-field simulations[J]. Scripta Materialia. 2011, 65(10): 855-858.

[160] Wang M Y, Xu Y J, Jing T, et al. Growth orientations and morphologies of α-Mg dendrites in

Mg-Zn alloys[J]. Scripta Materialia. 2012, 67: 629-632.

[161] Brandão-Neto J, Stefan V, Mendonça B B, et al. The essential role of zinc in growth [J]. Nutrition Research. 1995, 15(3): 335-358.

[162] 付俊伟, 冯小辉, 李应举, 等. 一种用于定向凝固的封闭式水流直冷装置, 中国. CN201010581553. 2 [P], 2011.

[163] Pharr G M, Bolshakov A. Understanding nanoindentation unloading curves[J]. Journal of Materials Research. 2002, 17(10): 2660-2671.

[164] Anitha D, De S D, Sun K K, et al. Improving stability of locking compression plates through a design modification: a computational investigation[J]. Computer Methods in Biomechanics & Biomedical Engineering. 2015, 18(2): 153-161.

[165] Oliver W C, Pharr G M. Measurement of hardness and elastic modulus by instrumented indentation: Advances in understanding and refinements to methodology[J]. Journal of Materials Research. 2004, 19(1): 3-20.

[166] Yan J F, Heckman N M, Velasco L, et al. Improve sensitization and corrosion resistance of an Al-Mg alloy by optimization of grain boundaries[J]. Scientific Reports. 2016, 6: 26870.

[167] Astm I. ASTM G31-72: Standard practice for laboratory immersion corrosion testing of metals. 1990, 72: 1-8.

[168] Kurz W, Fisher D J. Dendrite growth at the limit of stability: tip radius and spacing[J]. Acta Metallurgica. 1981, 29(1): 11-20.

[169] Wang S, Liu D, Du Y, et. al. Development of an atomic mobility database for liquid phase in multicomponent Al alloys: focusing on binary systems[J]. International Journal of Materials Research. 2013, 104(8): 721-735.

[170] Meng-Wu W U, Xiong S M. Modeling of equiaxed and columnar dendritic growth of magnesium alloy[J]. Transactions of Nonferrous Metals Society of China. 2012, 22(9): 2212-2219.

[171] 荆涛, 帅三三, 汪明月, 等. 镁合金凝固过程三维枝晶形貌和生长取向研究进展: 三维实验表征和相场模拟[J]. 金属学报. 2016, 52(10): 1279-1296.

[172] 汪明月. α-Mg 枝晶凝固微观组织三维形貌研究[D]. 清华大学, 2011.

[173] Chadwick G A. A hard-sphere model of crystal growth[J]. Metal Science. 1967, 1(1): 132-139.

[174] 宇虹. 大学物理学[M]. 第3版. 北京: 科学出版社, 2015.

[175] Wei L Y, Dunlop G L, Westengen H. The intergranular microstructure of cast Mg-Zn and Mg-Zn-rare earth alloys[J]. Metallurgical and Materials Transactions A. 1995, 26(8): 1947-1955.

[176] Trivedi R. Interdendritic spacing: Pt. II. A comparison of theory and experiment[J]. Metallurgical and Materials Transactions A. 1984, 15a: 6(15): 977-982.

[177] Hunt J D, Lu S Z. Numerical modelling of cellular and dendritic array growth: spacing and structure predictions [J]. Metallurgical and Materials Transactions A. 1996, 173(3): 611-623.

[178] Wang J H, Yang G Y, Liu S J, et al. Microstructure and room temperature mechanical properties of directionally solidified Mg-2. 35Gd magnesium alloy[J]. Transactions of Nonferrous Met-

als Society of China. 2016, 26(5): 1294-1300.

[179] Liu S, Yang G, Xiao L, et al. Effects of the growth rate on microstructures and room temperature mechanical properties of directionally solidified Mg - 5. 2Zn alloy[J]. JOM. 2016, 68 (12): 1-10.

[180] Luo S, Yang G, Liu S, et al. Microstructure evolution and mechanical properties of directionally solidified Mg-xGd(x = 0. 8, 1. 5 and 2. 5) alloys[J]. Materials Science and Engineering A. 2016, 662: 241-250.

[181] Lin X P, Zhao T B, Dong Y, et al. Room-temperature tensile properties of a directionally solidified magnesium alloy and its deformation mechanism dominated by contraction twin and double twin[J]. Materials Science & Engineering A. 2017, 700: 681-689.

[182] Yang G, Luo S, Liu S, et al. Microstrctural evolution, phase constitution and mechanical properties of directionally solidified Mg-5. 5Zn-xGd(x = 0. 8, 2. 0 and 4. 0) alloys[J]. Journal of Alloys and Compounds. 2017, 725: 145-154.

[183] 刘志林, 林成. 合金电子结构参数统计值及合金力学性能计算[M]. 北京: 冶金工业出版社, 2008. 1-3.

[184] Chang G W, Chen S Y, Zhou C, et al. Relationship between solid/liquid interface and crystal orientation for pure magnesium solidified in fashion of cellular crystal[J]. Transactions of Nonferrous Metals Society of Chnia. 2010, 20(2): 289-293.

[185] 陈振华. 变形镁合金[M]. 北京: 化学工业出版社, 2005.

[186] 刘正, 张奎, 曾小勤. 镁基轻质合金理论基础及其应用[M]. 北京: 机械工业出版社, 2002.

[187] Barnett M R. Twinning and the ductility of magnesium alloys: Part I: "Tension" twins [J]. Materials Science and Engineering A. 2007, 464(1): 1-7.

[188] Barnett M R. Twinning and the ductility of magnesium alloys: Part II. "Contraction" twins [J]. Materials Science & Engineering A. 2007, 464(1): 8-16.

[189] Yoo M H. Slip, twinning and fracture in hexagonal close-packed metals[J]. Metallurgical Transactions A. 1981, 12(3): 409-418.

[190] Li Y, Enoki M. Twinning behavior of pure magnesium quantitavely investigated by acoustic emission[J]. Materials Science & Engineering A. 2012, 536: 8-13.

[191] Jiang L, Jonas J J, Luo A A, et al. Influence of $\{10\bar{1}2\}$ extension twinning on the flow behavior of AZ31 Mg alloy[J]. Materials Science and Engineering A. 2007, 445 - 446 (6): 302-309.

[192] Zhang J Y, Wang B, Yi D Q. Stress corrosion cracking behavior in 2297 Al-Cu-Li alloy at different grain orientations[J]. Materials Science & Engineering A. 2019, 764: 138252.

[193] Inoue A, Matsushita M, Kawamura Y, et al. Novel hexagonal structure of ultra-high strength magnesium-based alloys[J]. Materials Transactions. 2002, 43(3): 580-584.

[194] 卢磊. AZ31 镁合金宽应变率下各向异性力学行为及变形机制研究[D]. 中国科学技术大学, 2017.

[195] Muto Y, Shiraiwa T, Enoki M. Evaluation of the deformation behavior in directionally solidified

Mg-Y-Zn alloys containing LPSO phases by AE analysis[J]. Materials Science & Engineering A. 2017, 689: 157-165.

[196] 胡赓祥. 材料科学基础[M]. 上海：上海交通大学出版社, 2010.

[197] Němec M, Jäger A, Tesař K, et al. Influence of alloying element Zn on the microstructural, mechanical and corrosion properties of binary Mg-Zn alloys after severe plastic deformation [J]. Materials Characterization. 2017, 134: 69-75.

[198] Khan M I, Mostafa A O, Aljarrah M, et al. Influence of cooling rate on microsegregation behavior of magnesium alloys[J]. Journal of Materials. 2014, 2014(12): 18-27.

[199] 曹楚南. 腐蚀电化学[M]. 第3版. 北京：化学工业出版社, 2008.

[200] Bakhsheshi-Rad H R, Abdul-Kadir M R, Idris M H, et al. Relationship between the corrosion behavior and the thermal characteristics and microstructure of Mg-0.5Ca-xZn alloys [J]. Corrosion Science. 2012, 64(6): 184-197.

[201] Song G L, Mishra R, Xu Z Q. Crystallographic orientation and electrochemical activity of AZ31 Mg alloy[J]. Electrochemistry Communications. 2010, 12(8): 1009-1012.

[202] Song G L, Xu Z. Effect of microstructure evolution on corrosion of different crystal surfaces of AZ31 Mg alloy in a chloride containing solution [J]. Corrosion Science. 2012, 54 (1): 97-105.

[203] Xin R, Luo Y, Zuo A, et al. Texture effect on corrosion behavior of AZ31 Mg alloy in simulated physiological environment[J]. Materials Letters. 2012, 72(7): 1-4.

[204] Wang B J, Xu D K, Dong J H, et al. Effect of the crystallographic orientation and twinning on the corrosion resistance of an as-extruded Mg-3Al-1Zn(wt.%) bar[J]. Scripta Materialia. 2014, 88(2): 5-8.

[205] Jiang Q, Ma X, Zhang K, et al. Anisotropy of the crystallographic orientation and corrosion performance of high-strength AZ80 Mg alloy[J]. Journal of Magnesium and Alloys. 2015, 3 (4): 309-314.

[206] Shin K S, Bian M Z, Nam N D. Effects of crystallographic orientation on corrosion behavior of magnesium single crystals[J]. JOM. 2012, 64(6): 664-670.

[207] Liu M, Qiu D, Zhao M C, et al. The effect of crystallographic orientation on the active corrosion of pure magnesium[J]. Scripta Materialia. 2008, 58(5): 421-424.

[208] Song G L, Xu Z. Crystal orientation and electrochemical corrosion of polycrystalline Mg [J]. Corrosion Science. 2012, 63(5): 100-112.

[209] Hagihara K, Okubo M, Yamasaki M, et al. Crystal-orientation-dependent corrosion behaviour of single crystals of a pure Mg and Mg-Al and Mg-Cu solid solutions [J]. Corrosion Science. 2016, 109: 68-85.

[210] Li J, Jiang Q, Sun H, et al. Effect of heat treatment on corrosion behavior of AZ63 magnesium alloy in 3.5 wt.% sodium chloride solution[J]. Corrosion Science. 2016, 111: 288-301.

[211] Udhayan R, Bhatt D P. On the corrosion behaviour of magnesium and its alloys using electrochemical techniques[J]. Journal of Power Sources. 1996, 63(1): 103-107.

[212] Sun M, Wu G H, Wang W, et al. Effect of Zr on the microstructure, mechancial properties and corrosion resistance of Mg-10Gd-3Y alloy. Materials Science & Engineering A. 2009,

158

523：145-151.

[213] Fu B Q, Liu W, Li Z L. Calculation of the surface energy of bcc-metals with the empirical e-lectron theory[J]. Applied Surface Science. 2009, 255(20)：8511-8519.

[214] 张鉴清. 电化学测试技术[M]. 北京：化学工业出版社, 2010.

[215] Song G L. Potential and current distributions of one-dimensional galvanic corrosion systems [J]. Corrosion Science. 2010, 52(2)：455-480.

[216] Weng J, Liu Q, Wolke J G, et al. Formation and characteristics of the apatite layer on plasma-sprayed hydroxyapatite coatings in simulated body fluid[J]. Biomaterials. 1997, 18(15)：1027-1035.

[217] Jönsson M, Dan P, Thierry D. Corrosion product formation during NaCl induced atmospheric corrosion of magnesium alloy AZ91D[J]. Corrosion Science. 2007, 49(3)：1540-1558.

[218] Tsuchiya H, Macak J M, Müller L, et al. Hydroxyapatite growth on anodic TiO_2 nanotubes [J]. Journal of Biomedical Materials Research Part A. 2006, 77(3)：534-541.

[219] Pettersen G, Vrelid E, Tranell G, et al. Characterisation of the surface films formed in molten magnesium in different protective atmosphere[J]. Materials Science & Engineering：A. 2002, 332(1-2)：285-294.

[220] 张源. 含 Ca、Nd 可降解镁合金显微组织、力学性能、膜层形成机制和降解机理研究 [D]. 北京科技大学, 2019.

[221] Raynor G V. The physical metallurgy of magnesium and its alloys[J]. Pergamon：Pergamon Press, 1959.

[222] Erinc M, Sillekens W H, Mannens R, et al. Applicability of existing magnesium alloys as biomedical implant materials[J]. Magnesium Technology. 2009, 8：209-214.

[223] Zeng R C, Sun L, Zheng Y F, et al. Corrosion and characterisation of dual phase Mg-Li-Ca alloy in Hank's solution：The influence of microstructural features [J]. Corrosion Science. 2014, 79(79)：69-82.

[224] Peng Q, Huang Y, Kainer K U, et al. Development of high performance single-phase solid solution magnesium alloy at low temperature[J]. Advanced Engineering Materials. 2012, 14 (3)：178-184.

[225] Brar H S, Wong J, Manuel M V. Investigation of the mechanical and degradation properties of Mg-Sr and Mg-Zn-Sr alloys for use as potential biodegradable implant materials[J]. Journal of the Mechanical Behavior of Biomedical Materials. 2012, 7(3)：87-95.

[226] Hort N, Huang Y, Fechner D, et al. Magnesium alloys as implant materials-principles of property design for Mg-RE alloys[J]. Acta Biomaterialia. 2010, 6(5)：1714-1725.

[227] Zhang B, Hou Y, Wang X, et al. Mechanical properties, degradation performance and cyto-toxicity of Mg-Zn-Ca biomedical alloys with different compositions[J]. Materials Science and Engineering C. 2011, 31(8)：1667-1673.

[228] Zhang E, Yang L, Xu J, et al. Microstructure, mechanical properties and bio-corrosion properties of Mg-Si(-Ca, Zn) alloy for biomedical application[J]. Acta Biomaterialia. 2010, 6 (5)：1756-1762.

[229] Li T, He Y, Zhang H, et al. Microstructure, mechanical property and in vitro biocorrosion

behavior of single-phase biodegradable Mg-1. 5Zn-0. 6Zr alloy[J]. Journal of Magnesium and Alloys. 2014, 2(2): 181-189.

[230] 尹冬松, 张二林, 曾松岩. Zn 对铸态 Mg-Mn 合金力学性能和腐蚀性能的影响[J]. 中国有色金属学报. 2008, 18(3): 388-393.

[231] Hong D, Saha P, Chou D T, et al. In vitro degradation and cytotoxicity response of Mg-4% Zn-0. 5% Zr(ZK40) alloy as a potential biodegradable material[J]. Acta Biomaterialia. 2013, 9(10): 8534-8547.

[232] Duygulu O, Kaya R A, Oktay G, et al. Investigation on the potential of magnesium alloy AZ31 as a bone implant[J]. Materials Science Forum. 2007, 546: 421-424.

[233] Erdmann N, Angrisani N, Reifenrath J, et al. Biomechanical testing and degradation analysis of MgCa0. 8 alloy screws: A comparative in vivo study in rabbits[J]. Acta Biomaterialia. 2011, (7): 1421-1428.

[234] N. Erdmann, A. Bondarenko, M. Hewicker-Trautwein, et al. Evaluation of the soft tissue biocompatibility of MgCa0. 8 and surgical steel 316L in vivo: A comparative study in rabbits [J]. Biomedical Engineering Online. 2010, (9): 5326-5410.

[235] 李涛. Mg-Zn-Zr 系生物医用镁合金组织与性能研究[D]. 北京科技大学, 2016.

[236] Loos A, Rohde R, Haveich A, et al. In vitro and in vivo biocompatibility testing of absorbable metal stents[J]. Macromolecular Symposia. 2007, 253(1): 103-108.

[237] Zartner P, Cesnjevar R, Singer H, et al. First successful implantation of a biodegradable metal stent into the left pulmonary artery of a preterm baby [J]. Catheter Cardiovasc Intev. 2005, 66: 590-594.

[238] Zartner P, Cesnjevar R, Singer H, et al. First biodegradable metal stent in child with congenital heart disease: Evaluation of macro and histopathology[J]. Catheter Cardiovasc Intev. 2007, 69: 443-446.

[239] Ren Y B, Huang J J, Yang K. Study of biodegradation of pure magnesium [J]. Key Engnieering Materials. 2007, 342(343): 601-604.

[240] 蔡淑华. Mg-Zn-Sr 系医用镁合金材料的制备及其性能的研究[D]. 中南大学, 2013.

[241] 顾汉卿, 徐国风. 生物医学材料学[M]. 天津: 天津科技翻译出版公司, 1993.

[242] Homma T, Mendis C L, Hono K, et al. Effect of Zr addition on the mechanical properties of as-extruded Mg-Zn-Ca-Zr alloys. Materials Science and Engineeing A. 2010, 527: 2356-2362.

[243] Mohamed A, El-Aziz A M, Breitinger H G. Study of the degradation behavior and the biocompatibility of Mg-0. 8Ca alloy for orthopedic implant applications[J]. Journal of Magnesium and Alloys. 2019, 7(2): 249-257.